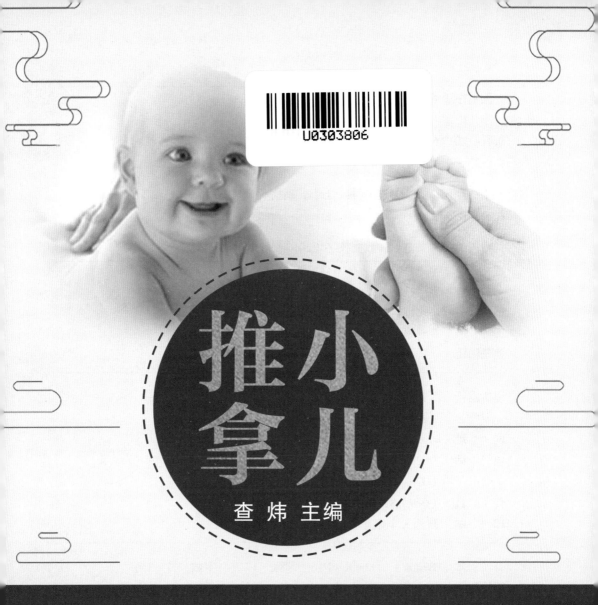

小儿推拿

查 炜 主编

让孩子少生病、少吃药、少打针的秘诀

[选准穴位练手功 · 巧手一推百病消]

常用推拿穴位准确定位 · 经典推拿手法轻松掌握
30种小儿常见疾病推拿方法 · 9种推拿保健操呵护小儿健康

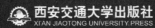
西安交通大学出版社
XI'AN JIAOTONG UNIVERSITY PRESS

图书在版编目（CIP）数据

小儿推拿 / 查炜主编 .—西安：西安交通大学出
版社，2017.6

ISBN 978-7-5605-9782-9

Ⅰ.①小… Ⅱ.①查… Ⅲ.①小儿疾病 – 推拿
Ⅳ.① R244.1

中国版本图书馆 CIP 数据核字（2017）第 144449 号

书　　名	小儿推拿	
主　　编	查　炜	
责任编辑	问媛媛	

出版发行　西安交通大学出版社
　　　　　（西安市兴庆南路 10 号　邮政编码 710049）
网　　址　http://www.xjtupress.com
电　　话　（029）82668357　82667874（发行中心）
　　　　　（029）82668315（总编办）
传　　真　（029）82668280
印　　刷　陕西天丰印务有限公司

开　　本　787mm×1092mm　1/16　印张　17.75　字数　215 千字
版次印次　2018 年 7 月第 1 版　　2018 年 7 月第 1 次印刷
书　　号　ISBN 978-7-5605-9782-9
定　　价　52.00 元

作者的话

　　小儿推拿，又称小儿按摩，作为自成体系的独特治疗方法形成于明代，并在明清之际被广泛地运用于儿科临床。许多儿科专著都有记载，如明代儿科专家万全在《幼科发挥》说："一小儿得真搐，予曰不治。彼家请一推拿法者治之，其儿护痛，目瞪口开，一家尽喜。"限于当时的医疗条件，小儿发热导致惊风，比比皆是。儿科名医万全也常常束手无策，好在民间不乏小儿推拿高手，常常能手到病除。明清时期，小儿推拿著作纷纷面世，为推广和普及小儿推拿在临床的广泛运用奠定了坚实的理论基础。经过几百年的发展，近现代逐步形成了北方以山东为代表和南方以上海、湖南为代表的两大小儿推拿流派，南北呼应，各领风骚。

　　随着西医东来，虽然中医各科在临床的发展受到一定的影响，但是，小儿推拿作为一个独特疗法在小儿的预防保健和常见病的治疗中仍然发挥着积极的作用。近些年来，随着人民生活水平的提高，人们对自然疗法越来越关注，年轻的父母尤为关注儿童的保健和健康。于是，各类小儿推拿按摩书籍应运而生。2000 年以来，作者应多家出版社相约编著出版了《图解小儿按摩除百病》《儿童经络按摩全书》

《小儿常见病按摩示范图解》《儿童保健按摩图解》《妈妈按宝宝安》等近10部小儿推拿著作，在一定程度上满足了广大读者的需要。同时，我们也积累了相当丰富的小儿推拿资料，为再次编写这类书籍打下了一定的基础。

在充分收集相关文献资料的基础上，师承前贤的经验，结合多年的临床实践，我们再度与西安交通大学出版社合作，编写了这本《小儿推拿》。小儿推拿的重点在特定穴位的选取和推拿手法上，我们为此拍摄了200多张插图，以方便阅读学习、规范操作。此外，书中详细讲解了发热、咳嗽、泄泻、疳证、脑瘫等30多种常见小儿病症的病因病机、中医辨证、小儿推拿基本处方和辨证加减。

在编写过程中，我们广泛参考了中外儿科和小儿推拿的著作和临床资料，再此一并致谢！虽附参考书目，但来源众多，难免挂一漏万，敬请同道谅解！编写过程中，始终得到西安交通大学出版社领导和编辑的关怀和支持，再此深表谢意！

由于我们水平有限，存在不足在所难免，敬请广大读者和同行不吝指正，以便再版时改正！

作　者

2017 年 12 月 28 日南京

目　录

第2篇 选准穴位掌握手法练手功

第3篇　巧手一推百病消

第4篇　小儿推拿护航大健康

第 1 篇

简便廉验的小儿推拿

第一章 小儿推拿历久弥新

小儿推拿，又称小儿按摩，是推拿医生在医学理论指导下，运用一定的推拿手法，在小儿相应体表的部位或穴位进行推拿来治疗儿科疾病的一种治疗方法。小儿推拿是中医推拿的一个重要组成部分。

第一节 小儿推拿的发展

远古时期 推拿的出现早于火的发明。在远古时代，人类在生产劳动或搏斗中身体遭受损伤而发生疼痛时，自然地用手抚摩痛处，经过抚摩，疼痛逐渐减轻或消失；或在凛冽的寒风中，为了抵御寒冷，人会自然地用手抚摩肢体使之暖和。于是，人类渐渐地认识到抚摩的作用，以后不断地实践并加以总结，逐渐形成早期的按摩疗法。

秦汉时期 此期的医学巨著《黄帝内经》，是我国现存最早的医学经典著作，其理论一直指导着中医各科，小儿推拿也不例外。《汉书·艺文志》曾载有推拿专书《黄帝歧伯按摩十卷》。

魏晋时期 魏晋时期的葛洪不但在药物化学方面的研究有较高的造诣，并对推拿的发展也有一定的贡献，在他所著的《肘后备急方》中明确地记载着小儿捏脊疗法。

隋唐时代 推拿疗法颇受重视，太医院都设有按摩博士的职位。唐代推拿术发展更快，并成为独立的一科，设于"太医署"内。唐代著名医药家孙思邈，在他的《千金要方》中记载应用药物制成膏剂，如五物甘草生膏摩方，与手法相结合的膏摩法，"治少小新生肌肤柔弱喜为风邪所中，身体壮热，或中大风，手足惊掣"。

宋金元时期　宋代随着科学文化的发达，更推动了医学进步，当时太医局小儿科为独立分科之一，中医儿科有了较大地发展。相传《颅囟经》是我国最早的一部儿科专著。书中提出的小儿为"纯阳之体"的观点，对中医儿科学关于小儿生理特点的论述奠定了理论基础。

明清时期　此期是小儿推拿发展历史上兴旺发达的时期，是小儿推拿独特治疗体系的形成时期。小儿推拿的理论水平不断提高，临床上已经积累了丰富的经验。在民间也广泛应用。

中华人民共和国时期　小儿推拿的应用范围更为扩大，不但治疗小儿内、外、骨伤、五官各科急症，而且用于治疗初生儿疾病、杂病和部分传染病。临床证明小儿许多疾病应用推拿治疗取得的效果较满意，小儿保健推拿也在进一步发展。近年来，中医推拿学术交流也越来越活跃。小儿推拿疗法，独树一帜，傲立于世界医学之林，正越来越为各界人士所重视。

第二节　小儿推拿的特点

小儿推拿疗法属于中医的外治法范畴。它不像服药、打针那样，因而无药物的毒副作用，也无服药、打针那样的恐惧感，且不受时间、地点的限制，操作简便，易于学习，经济适用，具有验、便、廉等优点。小儿推拿与成人推拿相比，在手法、用穴和病种等方面也有明显的差异。现将小儿推拿的特点介绍如下。

一、历史悠久，体系独特

小儿推拿具有悠久的历史，这在前面已介绍过。下面仅就小儿推拿疗法在治疗体系上的特点作一些介绍。

在治疗选穴方面，除了运用十四经经穴和经外奇穴之外，还有许多特定穴位，且大多分布于手部。这些特定穴位不仅有点状，还有线状和面状。如天门、三关、六腑、天河水、脊柱等，就是线状穴；板门、脾、胃、腹等就是面状穴。

在手法操作方面，要求轻快柔和，时常辅以中药润滑制剂，如滑石粉、葱姜汁等；并讲究先头面，次上肢、胸腹、腰背，再下肢的操作顺序。操作过程中不仅有许多单式手法，而且有不少特定的复式手法，如打马过天河、黄蜂入洞、运水入土等。

小儿抵抗力相对较差，易受外邪侵袭；但发育迅速，需要大量营养物质，易因贪食而伤及脾胃。所以，小儿多见外感和伤食之证。因此，治疗上以解表、清热、消食导滞等方法多用。小儿脏气清灵，病因单纯，少受情志因素影响，若治疗及时，易趋康复。

二、经济实用，疗效显著

患者到医院看病，手续烦琐，耗时更多；而且检查费、药费、手术费等也都比较昂贵，对家庭来说是一笔负担。小儿推拿疗法既不必服用药物，也不必备有医疗器械，只要一双手就可以防病治病了。因此，学会小儿推拿疗法，可以极大地节约医疗开支，节省许多宝贵时间，真是省时省钱又实用。

小儿推拿疗法确实是一种很经济实用的自然疗法。长期临床实践证明，小儿推拿治疗一些儿科疾病，如小儿腹泻、便秘、遗尿、斜颈等，疗效显著。即使脑瘫、小儿麻痹后遗症，只要有恒心坚持推拿，也多有明显的改善。这一疗法不用打针吃药，无创伤性，无任何副作用，有病治病，无病可以强身，完全符合当今医学界推崇的"无创伤医学"和"自然疗法"的要求。

三、简便直观，操作方便

小儿推拿疗法不需任何药物和医疗器械，也不讲究诊治场所，只凭视觉、触觉和痛觉，就可直接从小儿身体上某些穴位得知各脏腑、组织、器官的生理病理变化，及时作出诊断。进行治疗时用双手施术即可。每日利用空余时间，按照书上所提供的处方和推拿步骤和方法，为小儿推拿 1~2 次，每次 15~20 分钟，就可以达到防病治病的目的。相对于我们现行的某些常规诊疗方法来说，小儿推拿应该说是更简单、更直观、更易行。

小儿推拿疗法是一种无针、无药、无创伤、无副作用的物理疗法，是一种标本兼治的全身治疗方法，不受时间、地点、环境、条件的限制，又具有易学、易掌握、易操作、方便灵活、见效快的优点。小儿推拿用穴多在头面和上肢部，取穴方便。因此，小儿推拿疗法适用于每一个家庭，有病治病，无病强身。

第三节　小儿推拿的作用

推拿是通过手法作用于人体体表的特定穴位或部位，来调节机体的生理病理状态，达到防治疾病的目的。因此，推拿疗效的产生取决于手法的性质和量、治疗部位或穴位的特异性。小儿推拿的作用可概括为扶正祛邪、调和脏腑、行气活血等。

一、扶正祛邪

"正"即正气，指小儿对疾病的防御、抵抗和病后恢复再生的能力。"邪"是邪气，主要是指各种致病因素，如外邪、伤食等，及其病理损害。正与邪是对立统一的两个方面，疾病的发生、发展，在一定意义上，可以说是由正邪双方力量的消长而决定的。邪胜则病进，正胜则病退。因此，治病的根本目的是改变正邪双方的力量对比，使邪去正复，向有利于疾病痊愈的方向转化。

在小儿推拿中，扶正，就是使用扶助正气的推拿方法，并配合恰当的营养及功能锻炼，增强体质，提高机体的抗病能力和自然修复能力，以达到祛除病邪、恢复健康的目的。适用于正虚邪不盛，以正虚为主的病证。临床可根据小儿的具体情况，分别运用益气、养血、滋阴、助阳等治法。例如外感热病后期，阴虚液亏，症见大便秘结、形如羊粪、不易排出，舌红少苔，口唇干燥，脉细而数等，是以阴液亏虚为主要矛盾，宜用补肾经、揉二人上马、擦涌泉等滋阴之法，使津液恢复，则大便自通。祛邪，就是使用清热解表、消食导滞、化痰祛瘀等推拿方法，祛除病邪，以达到邪去正复的目的。适用于邪气盛，正气未衰，以邪实为主要矛盾的病证。临床可根据邪实的不同情况，分别运用发汗、攻下、消导、化瘀、涌吐、祛湿、祛风等治法。例如外感热病过程中，热结肠道，腹胀腹痛，大便不通，苔黄厚而燥，以邪实为主要矛盾，应用退六腑、打马过天河、顺时针摩腹、推下七节骨等方法清实热、导积滞，邪去则阴液自复。如果正气已虚，邪气盛实，则必须扶正与祛邪并用。临床可根据具体病情，或以祛邪为主，扶正为辅；或以扶正为主，祛邪为辅；或先扶正，后祛其邪，或先祛邪，然后扶正，灵活运用。

二、调和脏腑

脏腑学说在中医学理论体系中占有极其重要的地位，对阐明人体的生理和病理，指导临床实践具有普遍的指导意义。脏腑，是内脏的总称。按照脏腑的生理功能特点，可分为脏、腑、奇恒之腑三类。脏，即心、肺、脾、肝、肾，合称为五脏；腑，即胆、胃、小肠、大肠、膀胱、三焦，合称六腑；奇恒之腑，即脑、髓、骨、脉、胆、女子胞（子宫）。五脏的共同生理特点是化生和储藏精气；六腑的共同生理特点是受盛和传化水谷；奇恒之腑，即指这一类腑的形态及生理功能均有异于"六腑"，不与水谷直接接触，而是一个相对密闭的组织器官，而且还具有类似于脏的储藏精气的作用，因而称为奇恒之腑。所以，《素问·五藏别论》说："所谓五藏者，藏精气而不泻也，故满而不能实。六腑者，传化物而不藏，故实而不能满也。所以然者，水谷入口，则胃实而肠虚；食下，则肠实而胃虚。故曰，实而不满，满而不实也。"唐代医学家王冰说："精气为满，水谷为实。五脏但藏精气，故满而不实；六腑则不藏精气，但受水谷，故实而不能满也。"脏与腑的这些区别，并不仅仅是说明其生理上的功能特点，而且也具有指导临床实践的意义。如脏病多虚，腑病多实；脏实者可泻其腑，腑虚者可补其脏等，至今仍不失为指导临床的准则。

推拿调和脏腑的作用，主要是运用手法作用于人体某一部位，通过经络的联系，使体内相应的脏腑产生相应的生理变化，补虚泻实，以达到治疗的目的。现代生理研究表明：对某一组织来说，弱刺激能活跃、兴奋其生理功能，强刺激能抑制其生理功能。在临床上，对脾胃虚弱的小儿，治疗时，在脾俞、胃俞等穴用轻柔的一指禅推法进行较长时间的有节律的刺激，可取得好的疗效；胃肠痉挛患者，则在其背部相应的俞穴，用点、按等较强的手法做短时间刺激，痉挛即可缓解。推拿虽无直接补、泻物质进入体内，但从本质上看依靠手法在体表一定的部位刺激，可起到促进脏腑功能或抑制其亢进的作用。当然手法的轻重，因各人的体质、接受手法的部位、接受刺激的阈值而异，在临床上则从患者的酸胀感来衡量，产生较强烈酸胀感的为重手法，轻微酸胀感的为轻手法。

在推拿治疗中，手法的频率和方向对调和脏腑功能亦起着重要的作用，如一般频率的一指禅推法，仅具有舒通经络、调和营卫的作用，但高频率的一指禅推法则具有活血消肿，托脓排毒的作用，常用来治疗痈疖等疾病。"急摩为泻，缓摩为补"。高频率的手法，能量扩散少，能有效地深透入组织中起到"清、消、托"等作用，称之为泻，反之则为补。手法的方向在特定的治疗部位有不同的补泻作用。如在腹部摩腹，手法操作方向与治疗部位移动的方向为顺时针时，有明显的泻下作用；若手法的操作方向为逆时针，而治疗部位的移动方向为顺时针时，则有增加肠胃的消化功能，起到补的作用。在沿经络的推拿中，一般顺经推拿为补，逆经推拿为泻。在小儿五指螺纹面上的脾、肝、心、肺、肾穴上，上海湖南流派强调旋推为补，向指根方向直推为泻。而大肠穴、小肠穴则是向指根方向直推为补，向指尖方向直推为泻。可见，推拿手法在某些小儿特定穴上操作有严格的方向性，其重要性不言而喻，不可不知。

三、行气活血

气血是构成人体的基本物质，是正常生命活动的基础，人的生命活动是气血运动变化的结果。人体中最基本的气是元气，它的生成有赖于肾中的精气、水谷精气和自然清气的结合，其生理功能的发挥有赖于气机的调畅。血是由脾胃运化的水谷精气化生而成的，血与营气共行脉中，在心、肝、脾的作用下流注全身，起濡养全身肢体脏腑的作用。由此可见，气、血的生成都需水谷精微的充分供给，而这又有赖于胃的受纳腐熟功能及脾的运化功能。脾的运化功能包括消化、吸收及输布精微等方面。推拿通过健脾和胃，来促进人体气血的生成，同时通过疏通经络加强肝的疏泄功能来促进气机的调畅，这样又加强了气生血、行血、摄血的功能，促进或改善人体生理循环，使人体气血充盈而调畅。《灵枢》说："血脉和利，精神乃居。"

推拿行气活血的作用要通过健脾和胃、疏肝理气等方法来体现。

临床治疗经常用摩腹来促进胃的通降功能；用一指禅推法、揉法、按法等作用于脾俞、胃俞、足三里等穴或用捏脊及横擦左侧背部脾胃区域，以促进脾胃功能、加强气血的运行。推拿治疗时可用按揉肝俞、清肝经等穴位来疏肝理气。在四肢和背部的滚、揉、搓或轻拿肩井可直接活血行气。

第二章 小儿生长特点

　　小儿从初生到成年，处于不断生长发育的过程中，无论在形体、生理、病理各方面都与成人有所不同，年龄越小越显著。因此，不能简单地把小儿看成是成人的缩影。历代儿科医家有关的论述很多，归纳起来，其生理特点，主要表现为脏腑娇嫩，形气未充；生机蓬勃，发育迅速。其病理特点，主要表现为发病容易，传变迅速；脏气清灵，易趋康复。掌握这些特点，对小儿的健康保育和疾病的诊断、防治，都具有极其重要的意义。

第一节　小儿的生理特点

　　小儿的生理特点，主要有两个方面。

一、脏腑娇嫩，形气未充

　　脏腑即五脏六腑。形是指形体结构，四肢百骸，筋肉骨骼，精血津液等。气指的是生理功能活动，如肺气、脾气等。小儿时期机体各器官的形态发育和生理功能都是不成熟和不完善的，五脏六腑的形和气都相对不足，尤其以肺、脾、肾三脏更为突出。历代医家把这种现象称为脏腑娇嫩，形气未充，并形象地概括为"稚阴稚阳"。这里的"阴"，一般是指体内精、血、津、液等物质；"阳"是指体内脏腑的各种生理功能活动。因此，"稚阴稚阳"的观点更充分说明了小儿无论在物质基础与生理功能上，都是幼稚和不完善的。这是小儿生理的特点之一。

二、生机蓬勃，发育迅速

小儿生理的另一个特点，是生机蓬勃，发育迅速，这和上述的特点是一个问题的两个方面。由于脏腑娇嫩，形气未充，所以在生长发育过程中，从体格、智力以至脏腑功能，均不断向完善、成熟方面发展，年龄愈小，生长发育的速度也愈快。古代医家把小儿的这种生理现象称为"纯阳"。所谓"纯阳"，是指小儿在生长的过程中，表现为生机旺盛，蓬勃发展，好比旭日之初生，草木之方萌，蒸蒸日上，欣欣向荣，并非说正常小儿是有阳无阴或阳亢阴亏之体。

总之，我国历代医家通过长期的观察和临床实践，提出的"稚阴稚阳"和"纯阳之体"两个理论观点，正概括了小儿生理特点的两个方面。前者是指小儿机体柔弱，阴阳二气均较幼稚不足；后者则是指在生长发育过程中，生机蓬勃，发育迅速，与成人迥然不同。

第二节　小儿年龄分期

在整个生长发育过程中，小儿在形体上和生理功能上可表现出几次从量变到质变的飞跃。小儿年龄分期，就是根据小儿生活环境的改变、饮食的转换、体格的发育、牙齿的更换、性腺的发育以及精神智慧的发展，对整个小儿时期所作的阶段划分，以便更好地指导教养和防治疾病。小儿年龄分期如下。

一、胎儿期

从受孕到分娩共 40 周，称为胎儿期。孕妇的健康状况和卫生环境均可影响胎儿的生长发育。在整个孕期内，尤其在胎内前 3 个月，各系统器官逐步分化形成。孕妇若遭遇有害因素的影响，如感染、药物、放射线、烟酒、营养缺乏等，往往可导致流产、死胎、先天性疾患或缺陷。因此要做好胎儿期的保健，指导孕期卫生，预防感染，避免放射线照射及不必要的用药。

二、新生儿期

从出生到 28 天为新生儿期。生理上新生儿要适应新的外界环境，开始呼吸和调整循环，依靠自己的消化系统摄取营养，通过自己的泌尿系统排泄代谢产物。形体上体重增长迅速，大脑皮质主要趋于抑制状态，兴奋性低。患病后反应性差，故死亡率比其他时期高。有些疾病与胎内及分娩过程有关。如早产、畸形、窒息、脐风、呼吸道感染、惊风等。因此在喂养、保暖、隔离消毒、护理、防止皮肤黏膜损伤等方面，都特别重要。

三、婴儿期

从出生后第 28 天到 1 周岁为婴儿期。这个阶段生长发育特别快。周岁时体重约为出生时的 3 倍，身长约为 1.5 倍。此期对营养需求高，但消化功能差，容易发生腹泻和营养紊乱。抗病能力低，从母体获得的免疫力逐渐消失，容易感染疾病。应注意合理喂养，及时添加辅助食品，多晒太阳，按时进行各种预防接种，增强抗病能力。

四、幼儿期

从 1 周岁到 3 周岁为幼儿期。这时期的体格增长较前缓慢，生理功能日趋完善，乳牙逐渐出齐，语言、动作及思维活动的发展迅速。要注意按时断乳及断乳后的合理喂养，否则易发生呕吐、腹泻、疳积。由于幼儿户外活动逐渐增多，接触感染的机会也增加了，所以这个时期多种小儿急性传染病的发病率最高，应做好预防保健工作。同时应重视对幼儿的早期教育。

五、学龄前期

从 3 周岁到 7 周岁为学龄前期，也叫幼童期。这个时期由体格的迅速发育转到神经精神的迅速发育，与成人接触更密切，理解和模仿能力强，语言逐渐丰富，并具有不少抽象概念，如数字、时间等。对周围新鲜事物好奇心大，好问为什么。常因不知危险而发生意外，因此，要注意防止中毒、触电、烫伤、坠楼等意外事故的发生。此期抗病能力较前增强，肺、脾二脏的发病率降低。因此幼托机构必须做好有计划的教养，养成良好的卫生习惯，开展适应学龄前期幼童特点的文体活动，并继续做好预防保健工作。

六、儿童期

从 7 周岁到 12 周岁为儿童期，也叫学龄期。此期大脑的形态发育已达到成人水平，综合分析能力、体力活动均有进一步发展，已能适应复杂的学校和社会环境。对各种传染病抵抗能力增强，疾病的种类及表现基本接近成人。水肿、哮喘等病较多见。因此家庭和学校均应重视儿童的德、智、体三方面的教育；并注意清除病灶，保证营养，劳逸结合。

第三节　小儿正常生理指标

正常生理指标是健康小儿生长发育规律的总结，是用来衡量小儿健康状况的标准。凡是在这个范围内的，都可能是健康小儿；反之，则显示可能有某种疾患影响小儿的发育，但必须根据小儿个体及家族特点全面观察，方能做出正确判断。

一、体重

根据体重可以推测小儿的营养状态。临床治疗用药的剂量，也有根据体重来计算的。体重的增长是机体在量的方面增长的总和。体重在婴儿期增长最迅速，而同一年龄小儿的体重，在正常情况下，也可有一些个体差异，其波动范围不超过 ±10％。测体重最好在清晨空腹排尿之后。

小儿初生体重平均约 3kg。生后半年平均每月增长 600g；6 个月到 1 岁平均每月增长 500g；1 岁以后平均每年增长 2kg。可用下列公式推算：

1~6 个月：体重（g）= 3000+ 月龄 ×600

7~12 个月：体重（g）= 3000+ 月龄 ×500

1 岁以上：体重（kg）= 8 + 年龄 × 2

二、身高

身高是反映骨骼发育的重要指标之一。身高的显著异常都是疾病的表现。如身高低于正常的 30％ 以上，要考虑侏儒症、克汀病、营养不良等。测量身高时，3 岁以下可用卧位，3 岁以上可用立位，并要求足跟、臀、两肩部及后头部同时紧靠立柱。

小儿初生时身高约 50cm。出生后第一年增长 25cm；2 岁以后身高可用下列公式推算：

身高（cm）= 周岁数 ×5+75

三、头围

测量头围时用软卷尺齐双眉上方，通过枕骨隆起绕头 1 周。新生儿头围平均约 34cm。随着脑的发育，在生后最初半年增长约 8cm，后半年 4cm，第 2 年内又增长 2cm，5 岁以后已接近成人。头围过小，常为脑发育不全所导致的小头畸形；过大，可能为佝偻病、营养不良等所引起的。

四、胸围

测量胸围时用软卷尺由背后平肩胛骨下角，经过乳头绕胸 1 周。观察呼气与吸气时的胸围，取其平均值。出生时胸围约 32cm，第 1 年增长约 12cm，第 2 年增长约 3cm。1 岁内胸围常小于头围，1 岁时几乎相等，2 岁以后胸围超过头围。佝偻病和营养不良者则胸围较小。

五、囟门

后囟门关闭时间在出生后 2~4 个月内（部分出生时已闭）；前囟门位于顶骨与额骨之间，呈菱形，关闭时间在 12~18 个月。囟门早闭头围明显小于正常者，为小头畸形。囟门晚闭及头围大于正常者，见于解颅或佝偻病。小儿囟门顶面观见图 1。

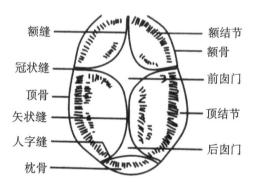

图 1　小儿囟门顶面观

额缝　　额结节
　　　　额骨
冠状缝　前囟门
顶骨　　顶结节
矢状缝
人字缝　后囟门
枕骨

六、牙齿

小儿出生后 5~10 个月开始出乳牙，在此时间范围内均属正常。如出牙过晚，多见于佝偻病小儿。一般 1 岁时出 8 个牙，1 岁以后长出上、下、左、右第一乳磨牙，1 岁半出尖牙，2 岁出第 2 乳磨牙。

大约 20~30 个月出齐 20 颗乳牙。6 岁以后开始换为恒齿，并长出第一恒磨牙，12 岁以后长出第二恒磨牙，12~15 岁长满 28 颗恒齿。第三恒磨牙一般在 17~30 岁长出，称为智齿，也有始终不出者。6~24 个月正常小儿的牙齿数，可用下式计算：

$$牙齿数 = 月龄 - 4（或 6）$$

七、呼吸

年龄越小，呼吸频率越快。1~3 个月，呼吸频率 40~45 次 / 分；4~6 个月，呼吸频率 35~40 次 / 分；6~12 月，呼吸频率 30~35 次 / 分；1~3 岁，呼吸频率 30~25 次 / 分；3 岁以后，呼吸次数逐步接近成人。

八、脉搏

年龄愈小，脉搏愈快。新生儿至 1 岁，脉搏为 120~160 次 / 分；1~3 岁，脉搏为 100~120 次 / 分；3~5 岁，脉搏为 90~110 次 / 分；5~7 岁，脉搏为 80~100 次 / 分；7~12 岁，脉搏为 70~90 次 / 分。

九、血压

年龄愈小，血压愈低。1 岁以上小儿收缩压可按下列公式计算：年龄 ×2+80mmHg，舒张压为收缩压的 1/3~1/2。

十、动作的发育

唐·孙思邈《备急千金要方》中对小儿各种运动基本动作发育的叙述，与近代临床观察基本相同。运动的发育直接与肌肉的发育，尤其是与中枢神经系统的发育有密切关系，并反过来影响大脑的发育过程。发育顺序是由上向下，由不协调到协调，由粗到细的发展。新生儿仅有反射性活动（如吮吸、吞咽等）和不自主的活动。婴幼儿运动发育规律见图 2。

小儿精细动作的发育表现在握物的方式上。5 个月时眼与手的动作取得协调，能有意识抓取面前的东西，先是用手掌一把抓握，至 9~10 个月则是用拇指对食指拈取细小物件，并能来回挪动、传递，约 15 个月时，动作更灵巧准确，会堆叠积木。18 个月会叠 5~6 块，24 个月会叠 6~10 块，36 个月会叠 12 块。

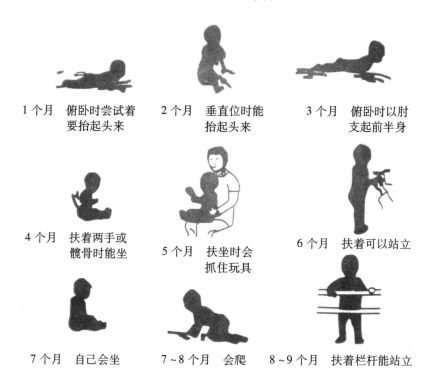

1 个月　俯卧时尝试着要抬起头来

2 个月　垂直位时能抬起头来

3 个月　俯卧时以肘支起前半身

4 个月　扶着两手或髋骨时能坐

5 个月　扶坐时会抓住玩具

6 个月　扶着可以站立

7 个月　自己会坐

7~8 个月　会爬

8~9 个月　扶着栏杆能站立

图 2　婴幼儿运动发育示意图

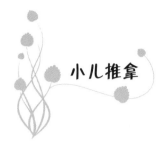
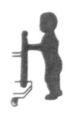 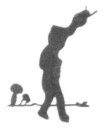 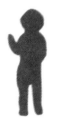

10 个月　扶着能走几步　　11 个月　牵着一只手会走　　11~12 个月　能自己站立

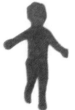 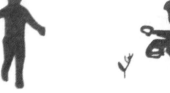 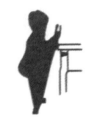

12~14 个月　自己会走　　　　15 个月　会蹲着玩　　　　18 个月　会爬小梯子

图 2（续）　婴幼儿运动发育示意图

十一、语言的发育

　　语言发育的顺序：发音阶段、咿呀作语阶段、单词单句阶段、成语阶段。初生小儿只会哇哇哭叫；2~3 个月会笑；4 个月会笑出声音；5~6 个月开始能无意识的呀呀发出单音；7~8 个月能发复音，如"爸爸""妈妈"等；10 个月以上能懂比较复杂的词意。1 岁以后渐渐能说日常生活用字，如睡、吃、走等；1 岁半能用几个字连成单语，并用语言表示要求，如"吃饭"；2 岁左右开始能简单交谈；4~5 岁能用完整的语句说出自己的意思；7 岁以上就能较好地掌握语言，并对周围复杂事物有初步的分析能力。语言发育与教养方式有很大关系，若运动、控制大小便等发育均正常，仅说话较迟，不能看作智能落后。

第四节　小儿的病理特点

小儿的病理特点，也有两个方面。

一、发病容易，传变迅速

《医学三字经》曾说"稚阳体，邪易干。"说明小儿脏腑娇嫩，形气丰充，稚阴稚阳，体质和功能均较脆弱，因此在病理上不仅发病容易，而且传变迅速，年龄越小则更为突出。由于小儿对疾病的抵抗力较差，加上寒暖不能自调，乳食不知自节，一旦调护失宜，则外易为风、寒、暑、湿、燥、火等六淫之邪所侵，内易为饮食所伤，因此外感时邪和肺、脾二脏的病证更为多见。肺主气而司呼吸，外合皮毛。小儿卫外机能未固，外邪每易由表而入，侵袭肺系。故时行病、感冒、咳嗽、肺炎、哮喘等病证最为常见。脾胃为后天之本，主运化水谷和输布精微，为气血生化之源。小儿运化功能尚未健全，而生长发育期需水谷精气，却较成人更为迫切，故常易为饮食所伤，出现积滞、呕吐、泄泻等证。《育婴家秘》所说的小儿"脾常不足"，也是古代医家对小儿之所以多见脾胃疾病这一生理、病理特点的概括。

小儿患病又容易出现高热、惊风等证。这是由于小儿脏腑娇嫩，感受病邪，每易邪气枭张而壮热。同时小儿神气怯弱，邪易深入。内陷心包则谵语、昏迷；引动肝风则抽搐；肝风心火，交相煽动，则火炽盛，真阴内亏，柔不济刚，筋脉失养，而见壮热、惊搐、昏迷，甚则角弓反张。所以《丹溪心法》的小儿"肝常有余"之说，就是对小儿易动肝风这一病理特点的概括。

小儿在得病之后，变化迅速的特点，具体表现在疾病的寒热虚实容易互相转化或同时并见。《小儿药证直诀》曾明确指出："脏腑柔弱，易虚易实，易寒易热。"这是对小儿生理、病理特点的又一高度概括。"易虚易实",是指小儿一旦患病,则邪气易实而正气易虚。实证往往可以迅速转化为虚证,或者出现虚实并见、错综复杂的证候。如偶患感冒,转眼间可转为肺炎喘嗽,出现咳嗽、气急、鼻煽、涕泪俱无等肺气闭塞之象,若不及时予以开宣肺气,则又可迅速出现正虚邪陷,心阳不振,气滞血瘀,虚中有实之象。又如婴幼儿泄泻,原为外感时邪或内伤乳食的实证,但常易迅速出现液脱伤阴甚或阴竭阳脱的危候。

"易寒易热",是说在疾病的过程中,由于"稚阴未长",容易出现阴伤阳亢,表现热的证候;又由于"稚阳未充",机体脆弱,尚有容易阳虚衰脱的一面,而出现阴寒之证。如患风寒外束的寒证,可郁而化热,热极生风,出现高热、抽搐等风火相煽的热证;在急惊风之高热抽搐,风火相煽,实热内闭的同时,可因正不敌邪,转瞬出现面色苍白、汗出肢冷、脉微细等阴盛阳衰的危候。

总之,小儿疾病中寒热虚实的变化,比成人更为迅速而错综复杂。故对小儿疾病的诊治,必须强调辨证清楚,诊断正确,治疗及时,这是根据小儿病理特点而提出的。

二、脏气清灵,易趋康复

儿科疾病在病情发展、转归过程中,虽有传变讯速,病情易转恶化的一面,但小儿为"纯阳之体",脏气清灵,反应敏捷,生机蓬勃,活力充沛,虽为病邪所伤,其机体再生修复能力强,故恢复也较快。如同一部分的骨折,小儿的愈合往往比成人快。又如小儿肝细胞再生能力强,所以,小儿肝炎易于恢复,肝硬化较少发生。这是其一。

其二,小儿病因单纯,多为外感六淫,或内伤乳食,这些致病因素所致的疾病虽然发展迅速,但治法较多,且又较为易治。

第三,小儿脏腑娇嫩,少七情五志的伤害,更少色欲之念、邪火伤身之患。

第四，小儿对药物反应敏捷，只要用药对证，多数可以迅速治愈。

总之，小儿在患病以后，经过及时恰当的治疗及护理，病情好转比成人快，容易恢复健康，即使出现危重证侯，只要以分秒必争、全力以赴的精神，积极进行各种综合措施的抢救，预后也往往是比较好的。所以，张景岳在《景岳全书》中提出的"其脏气清灵，随拨随应"，是对小儿"易趋康复"这一病理特点的高度概括。

第三章 小儿推拿关键在辩证

儿科疾病的诊查，与其他各科一样，也应当望、闻、问、切四诊合参。但是，由于小儿的生理、病理特点，四诊应用有其特殊情况。闻诊诊查范围有限；问诊收集病史有限，婴幼儿不会叙说病情，较大儿童的主诉也不一定可靠；切脉按诊易因小儿啼哭叫闹而受到影响。所以，历来儿科医家在四诊中最为重视望诊。现代在传统四诊的基础上，又在不断尝试将听诊器、化验检查、影像学检查等诊查方法取得的疾病信息资料，充实到四诊检查结果中来，正在摸索宏观辩证与微观辩证相结合的新型辩证方法。

第一节　望　诊

望诊，即医生通过双眼观察小儿。望诊的内容包括：就全身状况诊察的整体望诊，如望神色、望形态；就局部状况诊察的分部望诊，如审苗窍、辨斑疹、察二便、看指纹。望诊诊查的结果一般比较客观可靠。但是也要注意，儿科望诊时，要尽量使小儿安静，在光线充足的地方进行，诊查既全面又有重点，细心而又敏捷，才能提高诊查的效果。

一、望神色

望神色，包括望精神状态和面部气色。神色望诊，可以对小儿患病状况有一个初步的了解。

1. 望神

望神，主要辨得神与失神。

神，是人体生命活动的总称，又指人的精神意识与思维活动。神是脏腑阴阳、气血、精、津是否充足与调和的外在表现，在小儿尤为重要。望神包括望精神、意识、体态、面目等。目为五脏六腑精气之所主，目内通于脑，为肝之窍、心之使，故望神以察目最为重要。

若形体壮实，动作灵活自如，活动睡眠如常，表情活泼，反应灵敏，面色红润光泽，目睛明润灵动，呼吸平顺调匀，语声啼哭清亮，是为得神，反映出正气尚充，脏腑功能未衰，无病或病轻。若形体羸弱，精神萎靡不振，反应迟钝，动作迟缓或不由自主，表情淡漠，哭笑反常，面色晦暗，目睛呆滞不活，呼吸浅弱或气促不匀，寡言声轻含糊或惊啼谵语，是为失神，反映出正气不足，脏腑功能衰败，病重或病危。

2. 望色

望色，主要望面部气色。

中国小儿面部的常色为色微黄，透红润、显光泽。面部气色有五色之偏，所主证候各有区别。

（1）面色青：因气血不畅，经脉阻滞所致，多见于惊风、寒证、痛证、血瘀证。惊风欲作或已作，常见眉间、鼻梁淡青，唇周、爪甲青紫，是为肝风。寒证分虚实，青灰晦暗为阳气虚，乍青乍白为里寒甚。痛证色青多见于腹部中寒，常伴啼哭不宁。血瘀证色青见口唇青紫、面色青灰，乃心阳不振，血脉瘀阻。

（2）面色赤：因血液充盈面部皮肤络脉所致，多为热证，又有实、虚之分。外感热证，表热常见面红目赤，恶寒发热；里热常见面赤气粗，高热烦渴；虚热常见潮红颧红，低热绵延。

小儿也有因衣被过暖、活动过度、日晒烤火、啼哭不宁等原因而面红者，不属病态。

（3）面色黄（非正常黄色）：常因脾虚失健，水谷、水湿运化失常所致，多为虚证、湿证。黄疸属湿证，黄而鲜明如橘色是湿热，黄而晦暗如烟熏是寒湿。面色萎黄，是脾胃气虚；面黄浮肿，是脾虚湿滞；面色枯黄，是气血枯竭。有因过食胡萝卜、南瓜、西红柿等食物或阿的平等药物而面黄者，当另作判断。

（4）面色白：多因气血不荣，络脉空虚所致，多为虚证、寒证。外感起初，面白无汗，是风寒外束；阵阵面白，啼哭不宁，常为中寒腹痛；突然苍白，肢冷汗出，多是阳气暴脱；面白无华，爪甲苍白，多为营血亏虚；面白色滞，肢面浮肿，多属阳虚水泛。若小儿少见风日，面肤白皙，又当别论。

（5）面色黑：常因阳气虚衰，水湿不化，气血凝滞所致，主虚寒证、水饮证、血瘀证。小儿面色青黑，四肢厥冷，是阴寒内盛；面色灰黑暗滞，多是肾气虚衰；面唇黧黑，多是心阳久衰；唇指紫黑多是心阳虚衰，血脉瘀滞；面黑浅淡虚浮，常是肾阳亏虚，水饮内停。若因经常日晒风吹，肤色红黑，不属病态。

二、望形态

望形态，指望形体和望姿态。通过神、色、形、态的望诊，可以初步推断病证的性质。

1. 形

形指形体、外形，包括头囟、躯体、四肢、肌肤、筋骨、指趾等。从小儿外形的壮弱，可以测知五脏的盛衰，分析疾病的发生、发展及预后。

凡小儿身高正常，胖瘦适中，身材匀称，皮肤柔嫩，肌肉壮实，筋骨强健，毛发黑泽，是先天禀赋充足，发育、营养良好的外形表现。若形体矮小，肌肉瘠薄，筋骨不坚，毛发稀细萎黄，是先天禀赋不足，后天调养失宜，发育、营养不良的表现。头大囟开，颈不能举，常为肾虚水积之解颅；鸡胸龟背，筋弱肢软，多为肝肾亏虚之证；面浮肢肿，按之凹陷，多为水湿潴留；形体肥胖，躯脂满盈，多为痰湿郁滞；皮肤松弛，肌肉不实，多为脾胃气虚；肌肤干瘦，肤色苍黄，是为气血两虚；四肢枯细，肚腹膨大，是为脾虚夹积。

2. 态

态指动静姿态。动静姿态反映人体脏腑阴阳总体的平衡协调状态。多动少静为阴亏阳盛，多静少动为阴盛阳虚。

凡坐卧不宁，烦闹不安，多为肝阳心火内盛；嗜卧少坐，懒动无力，多为阳虚阴寒内盛。身体蜷缩，喜偎母怀，多为风寒外感；仰卧伸足，揭衣弃被，多为热势炽盛；鼻煽气喘，端坐难卧，多为肺气上逆；喘促气短，动则喘甚，多为肺脾气虚或肾不纳气；伏卧抚腹，睡卧不安，多为积滞腹痛；身振目直，四肢抽搐，是为肝风；撮空循摸，谵语妄动，多为心神蒙蔽；背曲肩随，转摇不能，行则振掉，肾气将惫。将小儿具有的动作能力与该年龄组儿童应具备的动作能力相对照，可以及早发现五迟之类发育迟缓的病证。

三、审苗窍

苗窍指五官九窍。舌为心之苗，肝开窍于目，肺开窍于鼻，脾开窍于口，肾开窍于耳及前后二阴。脏腑病变，每能在苗窍上有所反映。儿科疾病，有些就有苗窍的特别表现。

1. 察舌

正常小儿的舌象表现为舌体灵活，伸缩自如，舌质淡红而润，舌苔薄白。

小儿舌常伸出口外，久不回缩，称为吐舌；舌反复伸出舐唇，旋即回缩，称为弄舌。吐舌常因心脾有热，弄舌可为惊风先兆，二者又皆可见于先天禀赋异常、智能低下者。

正常舌色淡红。舌质淡白为气血虚亏；舌质绛红为热入营血；舌红质干为热伤阴津；舌质紫暗为气血瘀滞。舌起粗大红刺，状如杨梅，称杨梅舌，常见于丹痧。

舌苔由胃气所生。新生儿多见薄白苔，少数舌红无苔者常于48小时内转为淡红舌，长出白苔。舌苔白腻为寒湿内滞或食积内停；舌苔黄腻为湿热内蕴或食积化热。舌苔花剥，经久不愈，状如地图，称"地图舌"，多为胃之气阴不足所致。若舌苔厚腻垢浊不化，伴便秘腹胀者，称"霉酱苔"，为宿食内停，中焦气机阻滞。小儿常有因服药、进食而染苔者，如吃橄榄、乌梅、铁剂等可使舌苔染黑，服青黛可使舌苔染青，吃牛乳、豆浆可使舌苔染白，吃橘子水、蛋黄可使舌苔染黄等，不可误认为病苔。

2. 察目

黑睛等圆，目珠灵活，目光有神，眼睑张合自如，是为肝肾精血充沛。眼睑浮肿，是风水相搏；眼睑开合无力，是元气虚惫；寐时睑开不闭，是脾虚之露睛；寤时睑不能闭，是肾虚之睑废。两目呆滞，转动迟钝，是肾精不足；两目直视，瞪目不活，是肝风内动。白睛发黄，是湿热熏蒸；目赤肿痛，是风热上攻。

3. 察鼻

鼻塞流清涕，为外感风邪；鼻流黄浊涕，为风热客肺；长期鼻流浊涕，气味腥臭，多为鼻渊，乃肺经郁热所致；鼻衄鲜血，为肺热迫血妄行；鼻孔干燥，为肺热伤阴。鼻翼扇动，气急喘促，为肺气郁闭。

4. 察口

口，包括口唇、口腔、齿龈、咽喉，舌象已另作专论。

唇色淡白为气血亏虚；唇色淡青为风寒束表；唇色红赤为热；唇色红紫为瘀热互结。环口发青为惊风先兆；面颊潮红，唯口唇周围苍白，是丹痧征象。

口腔内要全面诊查。黏膜色淡为虚为寒；黏膜色红为实为热。口腔破溃糜烂，为心脾积热；口内白屑成片，为鹅口疮毒。上下臼齿间腮腺管口红肿如粟粒，按摩腮部无脓水流出者为痄腮，有脓水流出者为发颐。

齿为骨之余，龈为胃之络。牙齿萌出延迟，为肾气不足；齿龃龈痛，为胃火上冲；寐中磨牙，是肝火内亢；牙龈红肿，是胃热熏蒸。

外感时咽红为风热，色淡多风寒。咽部疱疹色红，为外感邪毒；咽部滤泡增生，为瘀热壅结。乳蛾红肿，是肺胃热结；乳蛾溢脓，是热壅肉腐；乳蛾大而不红，称为肥大，多为阴伤瘀热未尽或肺脾气虚不敛。咽喉部有灰白色伪膜，拭之不去，重擦出血，常为白喉。

5. 察耳

小儿耳壳丰厚，颜色红润，是先天肾气充沛的表现；耳壳薄软，耳舟不清，是先天肾气未充的证候。耳内疼痛流脓，因风热犯咽传耳或肝胆火盛上炎；耳垂周围漫肿，乃风温邪毒传于少阳经络之痄腮。

6. 察二阴

阴囊紧缩不弛，为外感风寒或肾气不足；阴囊弛而不张，为气虚体弱或外感热病。阴囊睾丸肿大不红，照之透红，为鞘膜积液之水疝；阴囊肿物时大时小，上推可消，为小肠下坠之狐疝。阴囊通体肿大光亮阴凉，常见于阳虚阴水；阴囊肿痛阴部潮红灼热，常见于湿热下注。

肛门周围黏膜皮肤色红为热，色淡为虚。肛周灼热燥干为阳明里热伤津；糜烂潮红为大肠湿热下注。直肠脱出肛外为中气下陷。肛门瘙痒，会阴部搔痕潮湿，常是蛲虫病。

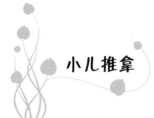

四、辨斑疹

斑疹见于皮肤。一般说来，点大成片，不高出皮肤，压之不褪色者，称为斑；点小量多，高出皮肤，压之褪色者，称为疹。斑疹在儿科多见于外感时行疾病，如麻疹、奶麻、风痧、丹痧、水痘等，也可见于内伤疾病，如紫癜。

斑分阴阳。阳斑指热毒阳证发斑，多见于温病热入营血，其斑大小不一，色泽鲜红或紫红，伴发热等症。阴斑多因伤或者伴有外感而发，色淡红者多气不摄血，色淡紫者多阴虚内热，色紫红者多血热夹瘀。

疹有疱疹、丘疹，以疹内是否有液体而区分。疱疹内液色清，见于水痘；疱疹内液混浊，见于脓疱疮。丘疹细小暗红，先稀后密，面部尤多，常见于麻疹；疹细稠密，色如玫瑰，热退出疹，常见于奶麻；疹点稀疏，色泽淡红，身热不甚，常见于风痧；肤红如锦，稠布疹点，身热舌绛，常见于丹痧；斑丘疹大小不一，如云出没，瘙痒难忍，常见于荨麻疹。

五、察二便

新生儿生后3~4天内，大便呈黏稠糊状，墨绿色，无臭气，一日排便2~3次，称为胎粪。

母乳喂养的小儿大便呈卵黄色，偶带绿色，稍有酸臭气，稠度均匀，一日排便3次左右。牛乳、羊乳喂养为主者，大便色淡黄，质较干硬，有臭气，一日排便1~2次。小儿饮食过渡到与成人相同时，大便亦与成人相似。

大便性状变稀，次数、数量、容积增加，是为泄泻。大便稀薄如水，色黄夹黏液，气味臭秽，为湿热蕴结肠腑；大便质稀色清，夹泡沫，臭气轻，腹痛重，为风寒湿滞大肠；大便稀薄色淡，夹乳片，气味酸臭，为伤乳积滞泄泻；大便稀薄色黄，夹未消化食物残渣，气味腐臭，为伤食积滞泄泻；大便质稀溏，夹未消化物，色淡不臭，食后易泻，为脾虚食滞不化；大便清稀，完谷不化，滑泄不止，为脾肾阳虚。便泄赤白黏冻，伴里急后重，多为湿热下痢；大便色泽灰白不黄，多系胆道阻滞。

小便清澈量多为寒，包括外感寒邪或阳虚内寒；小便色黄量少为热，包括邪热伤津或阴虚内热。尿色深黄，为湿热内蕴；黄褐如浓茶，见于湿热黄疸。尿色红或镜检红细胞增多为尿血，可由多种病证引起，大体鲜红为血热妄行，淡红为气不摄血，红褐为瘀热内结，暗红为阴虚血热。

六、看指纹

小儿指纹是指食指桡侧显露的脉络，亦即皮下浅表静脉，又名"脉纹""脉形""指脉"或"虎口纹"。指纹是由手太阴肺经的脉分枝而来的。由于婴幼儿皮肤嫩薄而易显露，在一定程度上可以反映脏腑、经络、气血的变化和正邪的盛衰，所以察指纹与诊寸口脉象具有近似的临床意义。察指纹临床常用于三岁以内的小儿。

察指纹的方法是：先把小儿食指用清水洗净擦干，在光线充足处，检查者手执小儿食指，从桡侧远端向近端轻推，使指纹显露后观察。如观察不清时，可借用放大镜。

指纹的部位，一般分虎口、风关、气关、命关四部。虎口纹位于虎口处，或刚达第一指节掌面横纹。风、气、命总称三关（图 3）。风关位于第一

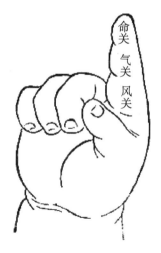

图 3　婴幼儿指纹三关

指节的掌面，气关位于第二指节的掌面，命关位于第三指节掌面。

根据指纹的浮沉、颜色、部位和形状的变化可辨别疾病的表里、寒热、虚实和轻重。《幼幼集成》中用"浮沉分表里，红紫辨寒热，淡滞定虚实，三关测轻重"对小儿异常指纹进行了精辟的概括，现简述如下：

浮沉分表里：指纹显现于肤表者为浮，隐现于肤下者为沉。正常儿的指纹隐隐可见。初感外邪，邪尚在表，则指纹浮露；邪入于里，则指纹多沉。

红紫辨寒热：正常儿指纹红黄隐现，血色晶莹。纹色鲜红浮露，多为风寒表证；纹色淡红沉隐，多属虚寒里证；青紫而亮为血瘀、血热；紫黑而暗为气滞多寒；淡紫为虚热；青色主惊搐。

淡滞定虚实：医者用拇指掌面外侧自命关向虎口推动，指纹很快消失，约1秒钟左右又很快重显称为流利。指纹消失缓慢或重显迟钝（超过2秒钟）则称为滞。正常儿指纹流利。纹滞常因邪热、痰饮、食积、气郁、血瘀等导致气血流行不畅；壅遏络脉所致，故纹滞主实证。指纹色淡多属体质虚弱、气血不足。

三关测轻重：正常儿指纹短而直，多见于虎口。如指纹直达风关，为病初起，证候尚轻；纹见气关，为病邪深入，病势方甚；纹至命关则为病重。指纹延伸到指尖，为透关射甲（指），多属病危。病将全愈则纹亦短缩，故根据指纹三关可测知病情轻重。

第二节　闻　诊

闻诊，是医生运用听觉、嗅觉诊察病情的方法。听声音，包括听小儿的啼哭、呼吸、咳嗽、言语等；嗅气味，包括嗅口气、大小便臭气等。

一、啼哭声

小儿的啼哭，有时属生理现象，有时因某种不适，有时也是各种病态的表现。

新生儿刚离母腹，便会发出响亮的啼哭。若初生不啼，便属病态，需紧急抢救。婴儿也常有啼哭，正常小儿哭声清亮而长，并有泪液，无其他症状表现，属于生理现象。

婴幼儿有各种不适时，也常以啼哭表示。例如：衣着过暖，温度过高或过低，口渴，饥饿或过饱，要睡觉，要抚抱，包扎过紧妨碍活动，尿布潮湿，虫咬，受惊等。不适引起的啼哭常哭闹不止，但解除了原因后，啼哭自然停止。

病理性啼哭，若声音洪亮有力者多为实证，细弱无力者多为虚证，哭声尖锐惊怖者多为剧烈头痛、腹痛等急重症，哭声低弱目干无泪者多为气阴衰竭危证。哭声尖锐，阵作阵缓，弯腰曲背，多为腹痛；哭声响亮，面色潮红，注意是否发热；哭而骤止，时作惊惕，须防惊风发作；吮乳进食时啼哭拒进，注意口疮；啼哭声嘶，呼吸不利，谨防咽喉急症；夜卧啼哭，睡卧不宁，为夜啼或积滞；哭声绵长，抽泣呻吟，为疳证体弱。

二、呼吸声

正常小儿呼吸平稳、均匀，声音轻柔。呼吸气粗急促，多为肺气失肃；气粗有力，多为外邪袭肺；气急鼻煽，多为肺气闭郁；气喘痰鸣，为痰壅气道；鼻息稍促，张口呼吸，可能鼻塞；呼吸急迫，面青不咳，须防喉风；呼吸声弱，多为肺气虚弱。

三、咳嗽声

有声无痰为咳，有痰无声为嗽，有痰有声为咳嗽。初咳、声咳、咳声不扬为肺气失宣；剧咳、连咳、咳兼喘憋为肺失肃降。咳嗽声重，鼻塞流涕，多为外感风邪，涕清多风寒，涕浊为风热；干咳无痰，咳声稍嘶，为燥热伤津；咳声重浊，痰多喉鸣，为痰浊阻肺；咳声嘶哑如犬吠，须防喉风、白喉类疫毒攻喉之症；久咳声哑，为肺阴耗伤；久咳声轻无力，为肺气虚弱；久咳而发作时连咳难止，面红目赤，气急呛咳，涕泪皆出，咳毕回声、作吐，日轻夜重，是为顿咳。

四、言语声

正常小儿的言语声应当清晰，语调抑扬顿挫有度，语声有力。妄言乱语，语无伦次，声音粗壮，称为谵语，多属热扰心神或邪陷心包；声音细微，语多重复，时断时续，神志不清，称为郑声，多属心气大伤。语声过响，多言躁动，常属阳热有余；语声低弱，断续无力，常属气虚心怯。语声重浊，伴有鼻塞，多为风寒束肺；语声嘶哑，呼吸不利，多为毒结咽喉。小儿惊呼尖叫，多为剧痛、惊风；喃喃独语，多为心虚、痰阻。

五、嗅气味

正常小儿口中无臭气。口气臭秽，多属脾胃积热；口气酸腐，多属乳食积滞；口气腥臭，有血腥味，多系血证出血；口气腥臭，咯痰脓血，常为肺热肉腐。

大便臭秽为肠腑湿热，大便酸臭为伤食积滞，便稀无臭为虚寒泄泻。小便臊臭短赤多为湿热下注，小便少臭清长多为脾肾阳虚。矢气频作臭浊者，多为肠胃积滞。

第三节　问　诊

儿科问诊通常以询问小儿亲属或保育者为主，年龄较大的小儿也可以作为问诊的对象，但对其所诉是否可靠要加以分析。儿科问诊要注意询问一般情况和个人史。

一、问一般情况

一般情况包括姓名、性别、年龄、民族、家长姓名、家庭住址、病史陈述者、节气等。其中年龄一项，对百日内婴儿要问明天数，3岁内问明月数，较大儿童问明几岁几个月。了解小儿的实际年龄对于判断其生长发育状况，计算体重、饮食量、用药量等，以及某些疾病的诊断，均有重要价值。

二、问个人史

个人史主要包括生产史、喂养史、生长发育史、预防接种史。生产史与婴儿疾病诊断关系密切，要询问胎次、产次，是否足月产，顺产还是难产，出生时情况，出生体重等，必要时还要询问母亲孕期情况、家族中遗传病史等。喂养史包括婴儿期喂养方法、添加辅食情况、平时饮食习惯、起病前有无进不洁饮食或其他特别饮食等。生长发育史包括小儿体格发育、智能发育方面的各项重要指标。预防接种史指接受预防接种的情况，与传染病诊断关系密切。

三、问病情

1.问寒热

小儿恶寒可从观察测知，如依偎母怀、蜷缩而卧、肤起鸡皮疙瘩等。发热可通过触摸来感觉，还可以用体温计准确测定。恶寒发热为外感表证，寒热往来为半表半里证，但热不寒为里热证，但寒不热为里寒证。

2.问出汗

小儿肌肤嫩薄，发育旺盛，较成人易于出汗。无运动、哭闹、过暖等情况而于安静状态下出汗过多才属汗证。日间多汗为自汗，夜寐多汗为盗汗。虽古有自汗属阳气虚、盗汗属阴气虚之说，儿科当综合分析辨证。外感病汗出而热不解，是邪气由表入里的征象。

3. 问头身

婴幼儿头痛常表现为反常哭闹，以手击头或摇头。年长儿可询问其头痛、头晕及部位、性质。头身疼痛，常为外邪束表；头痛剧烈须防邪毒犯脑。关节疼痛，屈伸不利，常见于痹证，肿胀而热多热痹，肿胀不热多寒痹。肢体瘫痪不用，强直屈伸不利为硬瘫，多因风邪留络、瘀血阻络；痿软屈伸不能为软瘫，多因阴血亏虚、络脉失养。

4. 问胸腹

胸部窒闷，痰吼哮鸣，为痰阻肺络；胸痛咳嗽，咯吐脓血，为肺热肉腐。

婴儿腹痛，常表现为阵发性反常哭闹，曲腰啼叫，或双手捧腹，辗转不安。脐周腹痛，别无它症，急性发作多因中寒，绵绵缓作多因虚寒。脘腹胀痛，嗳气酸馊，为伤食积滞；两胁作痛，呕恶发热，为热结少阳；脘痛隐隐，绵绵发作，嗳气吐酸，食欲不振，为中虚气滞。各种腹痛伴有发热、呕吐、腹泻等症，腹部触痛、反跳痛、肌紧张明显，或可触及包块者，皆当做全面检查，分辨急腹症。

5. 问二便

询问大便的次数、数量、性状、颜色及夹滞物等，作为泄泻、积滞、便秘等病辨证的重要依据。小便清长，夜尿频多，为肾阳亏虚；尿频尿急，尿时疼痛，为湿热下注；小便刺痛，尿中见血，常为湿热蒸熬之石淋。

6. 问睡眠

询问小儿每日睡眠时间，睡中是否安宁，有无惊惕、惊叫、啼哭、磨牙等。少寐多啼，常为心火上炎；多寐难醒，常为气虚痰盛；寐中露睛，多为久病脾虚；睡中磨牙，多为肝火内盛；寐不安宁，多汗惊惕，常见于心脾气虚之佝偻病。

第四节　切　诊

切诊是医生用手指切按患者体表以诊察疾病的方法。切诊包括按诊和脉诊两部分，都应在尽可能使小儿安静的状态下进行。

一、按诊

按诊包括按压和触摸头囟、颈腋、四肢、胸腹、皮肤等。

1. 按头囟

小儿囟门逾期不闭，是肾气不充，发育欠佳；囟门不能应期闭合，反而开大，头缝开解，是为解颅。囟门凹陷，名曰"囟陷"，常为津液亏损，阴伤欲竭；囟门高凸，名曰"囟填"，常为邪热炽盛，肝火上炎。

2. 按颈腋

颏下颈项腋部触及小结节，质软不黏连，是正常状态。若头面口咽有炎症感染，则结节肿大触痛，则为痰毒；连珠成串，质地较硬，推之不易移动者，可能为痰核内结之瘰疬。

3. 按四肢

四肢厥冷，多属阳虚；尺肤灼热，多属热证。四肢挛急抽掣，属于惊风；四肢细弱无力，属于痿证。

4. 按胸腹

胸骨前突为鸡胸，胸椎后突为龟背，胸骨两侧肋骨前端突出称串珠，胸廓在膈部内凹肋缘处外翻称胸肋沟，均因先天不足、后天调养失宜产生。

小儿腹部应当柔软温和，不胀不痛。左胁肋下按及痞块，属脾大；右胁肋下按及痞块，明显增大，属肝大。腹痛喜按，按之痛减者，多属虚属寒；腹痛拒按，按之痛剧者，多属实属热。腹部触及包块，在左下腹如腊肠状者常为粪块；在右下腹如圆团状者常为肠痈；大腹触及包块按摩可散者常为虫瘕。腹部胀满，叩之如鼓者为气胀；叩之音浊，随体位移动者为水臌。

5. 按皮肤

了解寒、热、出汗情况。肤冷多汗，为阳气不足；肤热无汗，为热盛表束；手足心灼热，为阴虚内热。肌肤肿胀，按之随手而起，属阳水水肿；肌肤肿胀，按之凹陷难起，属阴水水肿。

二、脉诊

脉诊，一般用于3岁以上儿童。小儿寸口脉位短，切脉时可以用"一指定三关"法，即以医生右手的食指或拇指一指指腹按于小儿寸口部切脉。

正常小儿脉象平和，较成人细软而快。年龄越小，脉搏越快。若按成人正常呼吸定息计算，初生婴儿一息7~8至，1~3岁7至，4~7岁约6至，8~13岁约5至。若因活动，啼哭等而使脉搏加快，不可认作病态。

小儿病理脉象分类一般比成人简化。儿科基本脉象分为浮、沉、迟、数、有力、无力6种。浮脉主表证，沉脉主里证，迟脉主寒证，数脉主热证，有力主实证，无力主虚证。6种脉象可以兼见，如浮数主外感风热，沉迟主阳气虚弱，脉数有力主实热证，脉数无力主虚热证等。当然，除以上6种脉象之外，其他脉象在儿科也可见到，如滑脉见于热盛、痰湿、食滞，洪脉见于气分热盛，结脉见于气血亏虚或寒凝瘀滞，代脉见于气血虚衰，弦脉见于惊风、腹痛、痰饮积滞等。

第四章 小儿推拿的注意事项

由于小儿肌肤柔弱，因此进行手法操作时必须配合适当的介质，根据病情的不同，季节的变化，可配合不同的介质。

小儿推拿虽好用实用，但也有自己的适应证和注意事项，在操作中应引起注意。

第一节 小儿推拿的介质

小儿推拿一般一年四季常用的介质有滑石粉、葱姜水、麻油等，也可以根据病情的不同，如寒证可用葱姜捣汁，蘸其汁进行推拿，以散寒解表、舒通经络；热证可用蛋清入麻油加雄黄，既可以安神定志，又可解毒凉肌；虚证可用吴茱萸泡汁等。

根据季节采用不同的药物，《幼科推拿秘书》中有"春夏汤宜薄荷，秋冬又用木香，咳嗽痰吼用葱姜，麝尤通窍为良，加油少许皮肤润"的说法。

古代还有专用中药制成的膏剂来治疗和预防疾病的记载，如《千金要方》中有："小儿虽无病，早起常以膏摩囟上及手足心，甚辟寒风"的记载。此外还有很多其他膏摩方如逆生方、丹参赤膏方、治少小腹胀痛方、木防己膏、野葛膏等等，这种用药物和脂类调和制成膏剂为介质，既可以提高推拿的治疗效果，又可防止在推拿过程中擦伤皮肤，真是一举两得，相得益彰。

常用的小儿推拿介质包括汁剂、水剂、粉剂、油剂、膏剂等。

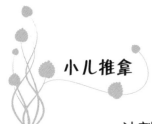

小儿推拿

一、汁剂

1. 葱白汁

取新鲜葱白适量洗净、切碎、捣烂、取汁，加少量清水应用。其味辛、性温，具有发汗解表、通阳利水的作用，可用于风寒感冒。蘸葱白汁揉外劳宫、推三关、按揉大椎、拿风池、拿合谷，可助发汗解表，用于治疗风寒感冒所致头痛、鼻塞、流清涕、恶寒无汗等症；蘸葱白汁运内八卦、分手阴阳、揉脐、摩腹，可用于治疗小儿腹痛、便秘、小便不利等症。

2. 生姜汁

取新鲜生姜适量洗净、切碎、捣烂、取汁，加少量清水应用。其味辛、性微温，具有解表散寒、温中止呕的作用，可用于风寒感冒，或胃寒腹痛、呕吐、泄泻等症。蘸生姜汁推三关、推天柱骨、推脊、拿风池、拿合谷等，可用于治疗风寒感冒，头痛、鼻塞、发热无汗等；补脾土、运内八卦、揉板门、摩中脘、揉脐，可用于治疗胃寒呕吐、腹痛腹胀等症。

3. 大蒜汁

取新鲜大蒜适量，剥皮洗净、捣烂、取汁，加少量清水应用。其味辛、性温，具有温中健脾之功，且能杀虫止痒。大蒜汁可用于治疗风寒、虚寒之证及皮肤斑疹等。蘸大蒜汁补脾经、清肺经、按揉肺俞、脾俞，可用于治疗小儿感冒咳嗽；蘸大蒜汁涂抹癣、疹处，可起到解毒、消肿、止痒的作用。

4. 藿香汁

取新鲜藿香叶、茎适量洗净，捣烂、取汁，加少量清水应用。其味辛、性微温，具有解暑化湿、理气和中的作用，蘸藿香汁开天门、推坎宫、运太阳、推天柱骨、拿风池、摩百会、摩中脘，可用于治疗小儿伤暑、头痛、恶心、呕吐等症。

5. 荷叶汁

取鲜荷叶适量洗净，捣烂、取汁，加少量清水应用。其味甘、涩，性平，具有清热解暑的作用。蘸荷叶汁开天门、推坎宫、运太阳、推天柱骨、推脊可以治疗小儿夏季中暑，头痛、腹胀、不思乳食等症。

6. 猪胆汁

用新鲜猪苦胆一枚，取其胆汁备用。其味苦、性寒，具有清热通便、消肿散结等作用。蘸猪胆汁清肺经、清大肠、清天河水、退六腑、摩腹、揉脐、推下七节骨，可用于治疗小儿高热、大便秘结、腹胀、腹痛等症。

二、水剂

水剂，是用温热清水浸泡某些药物所得的水溶液。浸泡时要不停地搅动。不同的药物浸泡的时间长短也不同。一般来说，花、叶、草类药物，浸泡时间为 20~30 分钟，如麻黄、菊花、金银花、防风、荆芥、淡竹叶等；木质类药物浸泡时间为 1 小时左右，或更长时间。小儿推拿常用水剂列举如下：

1. 麻黄浸液

其味辛、微苦，性温，具有发汗解表、利尿平喘等作用。蘸液清肺经、运八卦、揉外劳、推三关、推天柱骨、按揉肺俞、揉天突、分推膻中等有发汗解表、宣肺化痰、止咳平喘等作用，可治疗小儿风寒感冒、咳嗽、哮喘等肺系病症。

2. 金银花浸液

其味甘、性寒，具有清热解毒等作用。蘸液清肺经、清大肠、运八卦、清天河水、退六腑、推天柱骨，可治疗小儿风热感冒；清大肠、清小肠、横纹推向板门、退六腑、顺时针摩腹、推下七节骨，可治疗小儿湿热泄泻。

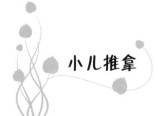

3. 菊花浸液

其味甘、性苦、平，具有疏风散热、清肝明目等作用。蘸液开天门、推坎宫、运太阳、揉高骨、按揉肝俞、擦涌泉，可治疗小儿感冒、头痛、发热、目赤、口舌生疮等症。

4. 竹叶浸液

其味甘、淡，性寒，具有清心除烦、止渴利尿等作用。蘸液清肺经、清大肠、清心经、揉小天心、清天河水、退六腑等，可用于治疗小儿发热、烦躁不安、惊风、夜啼等症。

5. 薄荷浸液

取鲜荷叶（若无鲜者，干叶亦可）浸泡于适量的开水中，加盖存放 8 小时后，滤液取用。其味辛、性凉，具有疏风清热、解郁透表等作用。可用于治疗小儿风热感冒，风热上犯所致头痛、目赤肿痛、咽喉疼痛等症，或痘疹初期隐隐不透，或麻疹将出之时。蘸液开天门、推坎宫、运太阳、揉耳后高骨、推天柱骨、清天河水、运八卦、退六腑、推脊，可增强清热解表的作用，用于治疗小儿外感风热所致头痛、发热、鼻塞、咽痛、汗出、恶风等症。

6. 凉水

随取泉水、井水或自来水适量。蘸水清五经、运八卦、清天河水、退六腑、水底捞明月等，可用于治疗小儿实热病证。

三、粉剂

粉剂，是用一定的药物研磨成的极细粉末。临床常用的是滑石粉，或以滑石粉为主的粉剂，如婴儿爽身粉或痱子粉等，具有清热渗湿、爽身护肤、止痒等作用，是小儿推拿的常用介质，一年四季均可使用。

四、油剂

油剂指用油脂浸出植物或中药的有效成分而制得的含植物或药

物成分的油，以及用具有药效的动植物油（包括挥发油）配制成的药剂。小儿推拿常用的油剂有麻油、清凉油等。

1.麻油

麻油是芝麻压榨的食用油，其味甘、淡，性微温，具有滋补健脾、润肤护肤的作用，可用于小儿身体各部位。蘸麻油摩腹、揉脐、捏脊、按揉足三里，可以治疗小儿疳积、脾胃虚弱、遗尿等。

2.清凉油

清凉油是常用的经典中成药，可用作祛风镇痛、消炎止痒、清凉醒脑。主治外感风寒，风热中暑，蚊虫螫咬，烧伤烫伤以及晕车晕船。蘸取清凉油开天门、推坎宫、运太阳、揉高骨、按揉内关，可用于治疗小儿夏季中暑、头昏、呕吐等。局部涂搽可用于蚊虫叮咬，皮肤瘙痒等。本品具有芳香走窜的特性，禁用于小儿口、鼻、眼处。

五、膏剂

膏剂，是黏稠的糊状介质。从配伍和应用来看，膏剂多具有温热散寒、健脾消食、疏经通络、行气活血、消肿止痛等作用。小儿推拿及推拿科最常用的是冬青油膏。

冬青油膏是取冬青油、薄荷脑和凡士林，按一定比例配制而成的膏剂。其具有温经散寒、润肤护肤的作用，常用于治疗风寒湿痹、腰脊强痛、肢体不遂等症。在小儿推拿中，涂搽冬青油膏可润肤护肤、提高治疗效果。推拿线状、面状穴位时尤为多用，如脾、肝、心、肺、肾、大肠、小肠、板门、三关、六腑、腹等。涂抹局部，可用于治疗跌打损伤、瘀血肿痛等。

六、其他

1. 葱姜水

选取新鲜生姜、葱白适量，洗净，生姜切片，葱白切段，浸泡于95%的酒精中，磨口瓶密封2周后，滤液取用。可用于治疗小儿各类病症。葱姜水是小儿推拿的常用介质，一年四季均可应用。

2. 鸡蛋清

取新鲜鸡蛋的蛋清使用。其味甘、咸，性平，具有健脾和胃、润泽肌肤、消肿止痛的作用。可用于治疗消化不良、热性病，或久病后失眠、烦躁、手足心热等症。蘸蛋清清肺经、清大肠、运八卦、清天河水、分推膻中、摩腹，按揉肺俞、脾俞、足三里等，可治疗小儿发热、咳嗽、食积等。

3. 母乳

取健康哺乳期妇女的乳汁，或用鲜牛奶、羊奶、马奶也可。其味甘、咸，性平，具有补益气血、润肤护肤等作用。蘸乳补脾土、补肾经、摩腹、揉脐，按揉脾俞、肾俞、足三里，可以治疗小儿脾胃虚弱、气血不足、脾肾阳虚等。

4. 白酒

取用优质白酒，其味辛、性温，具有活血化瘀、祛风除湿、解热除烦等作用。浸泡中药的药酒，也可使用。禁用对小儿皮肤有刺激的药酒。

第二节　小儿推拿宜忌及注意事项

一、主要适应证

小儿推拿应用广泛，许多病症都可采用，且对某些疾病有着良好的疗效。常见小儿推拿的主要适应证有腹泻、疳积、便秘、呃逆、脱肛、遗尿、惊风、夜啼、咳嗽、佝偻病、斜颈、桡骨头半脱位、小儿麻痹后遗症、脑瘫等。

二、禁忌证

小儿推拿治疗肯定具有一定的局限性，临床有些病症不适宜小儿推拿，而且具有一定的危险性。小儿推拿的禁忌证有骨折，皮肤破损、溃疡，皮肤病，出血，结核病，传染性疾病，癌症及危重证候等。

三、对诊室和医生的要求

小儿推拿应选择避风、避强光和噪音少处，室内保持清静、整洁、空气清新，温度适宜。推拿后注意避风，忌食生冷。

推拿操作者平时应坚持练功，有良好的耐力、熟练的手法和推拿技巧。面对小儿应态度和蔼可亲，保持双手清洁温暖，指甲常修剪。

四、适用对象和治疗频次

小儿推拿主要适用对象为 6 周岁以内的小儿。3 周岁以内的婴幼儿，疗效尤佳。小儿推拿每天 1 次，急症、重症，也可每天 2~3 次，慢性疾病可隔天 1 次。

五、操作体位

在施行手法时既要注意小儿的体位姿势，也要讲究操作者的姿势。原则上以使小儿舒适为度，并能消除其恐惧感，同时还要便于操作者的操作治疗。要采用便于操作者省力的姿势，当然亦可为了利于小儿健康而不拘姿势。一般有家长把坐或抱卧比较好，因为小儿在家长怀里有一种安全感，因此要小儿的家长竭力配合，为使小儿在推拿时不至于感到恐惧，更需要操作者训练有素。对较大的小儿采用坐势、

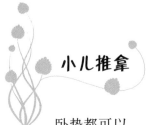

卧势都可以。

六、操作顺序

推拿的操作顺序一般先头面，次上肢，再胸腹腰背，最后是下肢；也可先重点，后一般；或先主穴，后配穴。拿、掐、捏、捣等强刺激手法，除急救以外，一般放在最后操作，以免小儿哭闹不安，影响治疗的进行。小儿推拿手法操作时间的长短，应根据病情、体质而定，因病因人而异。在临床实践中以推、揉法次数为多，而摩法时间较长，掐按则重少快。如果仅推拿一侧手部穴位，可不论男女，均用左手。

七、推拿补泻

小儿推拿手法的补泻作用，也应多加注意。一般来说，顺、上、轻、缓为补，逆、下、重、急为泻。如手法动作方向与经络走行方向有关，如顺经操作为补，逆经操作为泻。又如手部脾、肝、心、肺、肾五穴，推拿补泻多以旋推为补，向指根方向直推为泻。手法刺激轻重与补泻也有关系，一般认为轻刺激为补，重刺激为泻。手法速度快慢与补泻也有关系，如急摩为泻，缓摩为补。时间长短与补泻的关系是时间长为补、短为泻。治疗时虚则补、实则泻，虚中挟实先补后泻；实中挟虚，先泻后补，应随症施用。

八、明确诊断

最后一点，也是最重要的一点，小儿推拿治疗前，必须有明确的诊断。如果家长不能肯定，应去附近的医院。小儿疾病，瞬息万变，刻不容缓，急性病症尤其如此。

第 2 篇

选准穴位掌握手法练手功

小儿推拿在中医理论的基础上，以阴阳五行、脏腑经络等学说为指导，运用各种手法刺激穴位，使经络通畅、气血流通，以达到调整脏腑功能、治病保健的目的。小儿推拿选准穴位是关键。

小儿推拿常用穴位见图4。

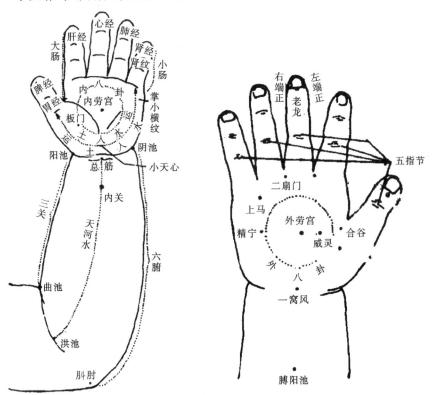

图 4a　小儿推拿穴位总图

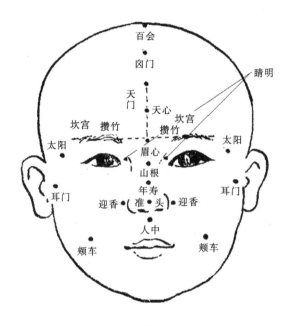

图 4b 小儿推拿穴位总图

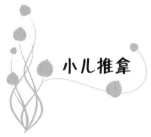
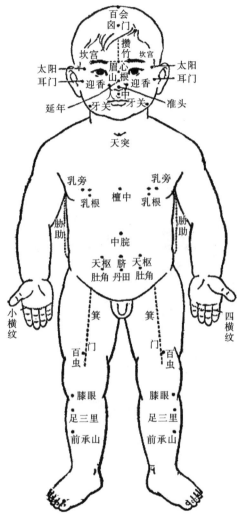

图 4c　小儿推拿穴位总图

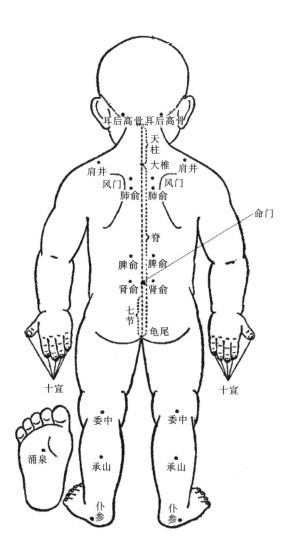

图4d 小儿推拿穴位总图

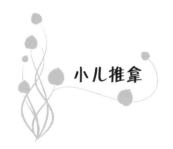

第一节　上肢部穴位

1. 脾经（脾土）

【位置】

拇指末节罗纹面。

【操作】

旋推为补，称补脾经（图5）；由指端向指根方向直推为清，称清脾经（图6）。补脾经、清脾经，统称推脾经。推100~500次。

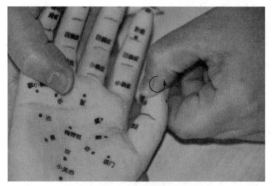

图5　补脾经

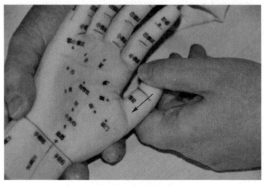

图6　清脾经

【主治】

腹泻、便秘、痢疾、食欲不振、黄疸等。

【临床应用】

（1）补脾经能健脾胃，补气血。用于脾胃虚弱，气血不足而引起的食欲不振、肌肉消瘦、消化不良等症。

（2）清脾经能清热利湿，化痰止呕。用于湿热熏蒸、皮肤发黄、恶心呕吐、腹泻痢疾等症。小儿脾胃薄弱，不宜攻伐太甚，在一般情况下，脾经穴多用补法，体壮邪实者方能用清法。

（3）小儿体虚，正气不足，患斑疹热病时，推补本穴，可使隐疹透出，但手法宜快，用力宜重。

2. 肝经（肝木）

【位置】

食指末节罗纹面。

【操作】

旋推为补，称补肝经；向指根方向直推为清，称清肝经（图 7）。补肝经和清肝经统称推肝经。推 100~300 次。

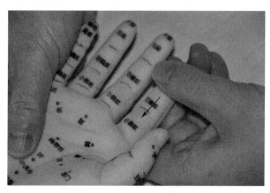

图 7　清肝经

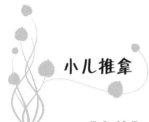

【主治】

烦躁不安、惊风、目赤、五心烦热、口苦、咽干等。

【临床应用】

（1）清肝经能平肝泻火，息风镇惊，解郁除烦。常用于惊风、抽搐、烦躁不安、五心烦热等症。

（2）肝经宜清不宜补，若肝虚应补时则需补后加清，或以补肾经代之，称为滋肾养肝法。

3. 心经（心火）

【位置】

中指末节罗纹面。

【操作】

旋推为补，称补心经；向指根方向直推为清，称清心经（图8）。补心经和清心经统称推心经。推100~300次。

【主治】

高热神昏、五心烦热、口舌生疮、小便赤涩、心血不足、惊惕不安等。

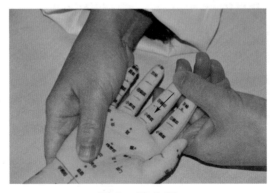

图8　清心经

【临床应用】

（1）清心经能清热退心火。常用于心火旺盛而引起的高热神昏、面赤口疮、小便短赤等，多与清天河水、清小肠等合用。

（2）本穴宜用清法，不宜用补法，恐动心火之故。若气血不足而见心烦不安，睡卧露睛等症，需用补法时，可补后加清，或以补脾经代之。

4.肺经（肺金）

【位置】

无名指末节罗纹面。

【操作】

旋推为补，称补肺经（图 9）；向指根方向直推为清，称清肺经（图 10）。补肺经和清肺经统称推肺经。推 100~300 次。

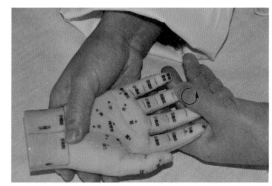

图 9　补肺经

【主治】

感冒、发热、咳嗽、胸闷、气喘、虚汗、脱肛等。

【临床应用】

（1）补肺经能补益肺气。用于肺气虚损，咳嗽气喘，虚汗怕冷等肺经虚寒证。

（2）清肺经能宣肺清热，疏风解表，化痰止咳。

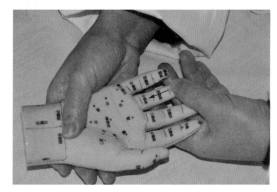

图 10　清肺经

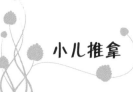
用于感冒发热及咳嗽、气喘、痰鸣等肺经实热证。

5. 肾经（肾水）

【位置】

小指末节罗纹面。

【操作】

旋推为补，称补肾经（图11）；向指根方向直推为清，称清肾经。补肾经和清肾经统称推肾经。推 100~500 次。

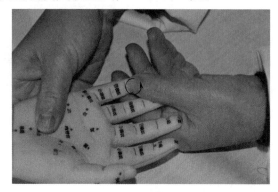

图 11　补肾经

【主治】

先天不足、久病体虚、肾虚腹泻、遗尿、虚喘、膀胱蕴热、小便淋沥刺痛等。

【临床应用】

（1）补肾经能补肾益脑，温养下元。用于先天不足、久病体虚、肾虚久泻，多尿、遗尿、虚汗喘息等症。

（2）清肾经能清利下焦湿热。用于膀胱蕴热，小便赤涩等症。临床上肾经穴一般多用补法，需用清法时，也多以清小肠代之。

6. 大肠

【位置】

食指桡侧缘，自食指尖至虎口成一直线。

【操作】

从食指尖直推向虎口为补，称补大肠（图12）；反之为清，称清大肠（图13）。补大肠和清大肠统称推大肠。推100~300次。

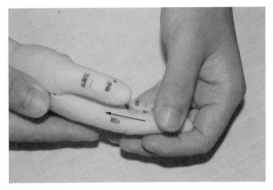

图 12　补大肠

【主治】

腹泻、脱肛、痢疾、便秘等。

【临床应用】

（1）补大肠能涩肠固脱，温中止泻。用于虚寒腹泻、脱肛等病症。

（2）清大肠能清利肠府，除湿热，导积滞。多用于湿热，积食滞留肠道，身热腹痛，痢下赤白，大便秘结等症。

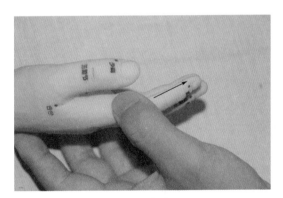

图 13　清大肠

（3）食指桡侧缘又称指三关，望指纹是小儿诊断常用方法之一。参见本书"小儿四诊概要"。

7. 小肠

【位置】

小指尺侧边缘，自指尖到指根成一直线。

【操作】

从指尖直推向指根为补，称补小肠（图14）；反之则为清，称清小肠（图15）。补小肠和清小肠统称推小肠。推100~300次。

【主治】

小便赤涩、水泻、遗尿、尿闭等。

【临床应用】

清小肠能清利下焦湿热，泌清别浊，多用于小便短赤不利、尿闭、水泻等症。若心经有热，移热于小肠，以本法配合清天河水，能加强清热利尿的作用。若属下焦虚寒，多尿、遗尿则宜用补小肠。

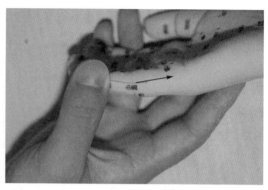

图14　补小肠

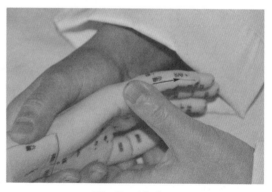

图15　清小肠

8. 肾顶

【位置】

小指顶端。

【操作】

以中指或拇指端按揉，称揉肾顶（图 16）。揉 100~500 次。

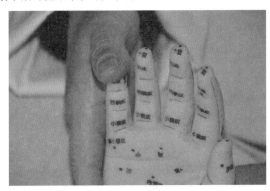

图 16　揉肾顶

【主治】

自汗、盗汗、解颅等。

【临床应用】

揉肾顶能收敛元气，固表止汗，对自汗、盗汗或大汗淋漓不止等症均有一定的疗效。

9. 肾纹

【位置】

手掌面，小指第 2 指间关节横纹处。

【操作】

中指或拇指端按揉，称揉肾纹（图 17）。揉 100~500 次。

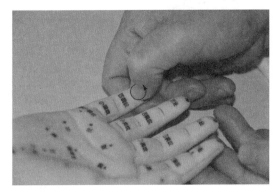

图 17　揉肾纹

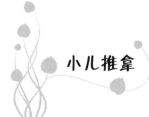
【主治】

目赤、鹅口疮、热毒内陷等。

【临床应用】

揉肾纹能祛风明目、散瘀结。主要用于目赤肿痛或热毒内陷，瘀结不散所致的高热，呼吸气凉，手足逆冷等症。

10. 四横纹（四缝）

【位置】

掌面食、中、无名、小指第1指间关节横纹处。

【操作】

拇指甲掐揉，称掐四横纹（图18）；四指并拢从食指横纹处推向小指横纹处，称推四横纹（图19）。掐各5次，推100~300次。

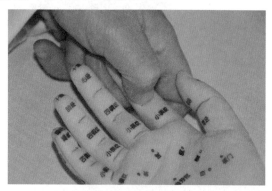

图18　掐四横纹

【主治】

疳积、腹胀腹痛、气血不和、消化不良、惊风、气喘、口唇破裂等。

【临床应用】

本穴掐之能退热除烦，散瘀化积；推之能调中行气，和气血、消胀满。临床上多用于疳积、腹胀、

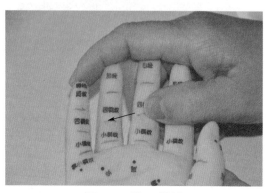

图19　推四横纹

气血不和、消化不良等症。常与补脾经、揉中脘等合用。也可用毫针或三棱针点刺本穴出血以治疗疳积，效果也好。

11. 小横纹

【位置】

掌面食、中、无名、小指掌指关节横纹处。

【操作】

以拇指甲掐，称掐小横纹（图20）；拇指侧推，称推小横纹（图21）。掐各5次，推100~300次。

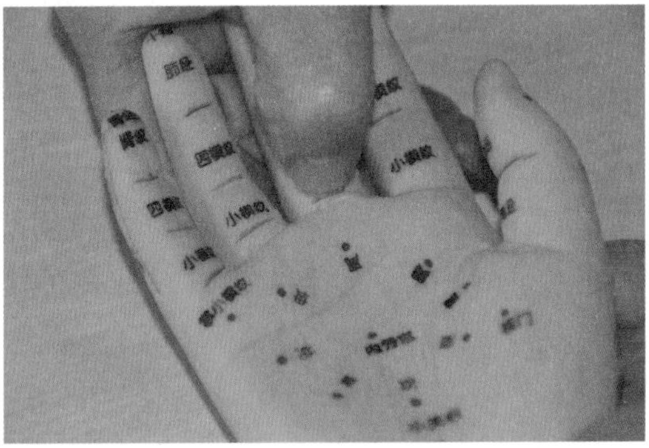

【主治】

烦躁、口疮、唇裂、腹胀等。

【临床应用】

推掐本穴能退热、消胀、散结。主要用于脾胃热结、口唇破烂及腹胀等症。临床上用推小横纹治疗肺部干性啰音，有一定疗效。

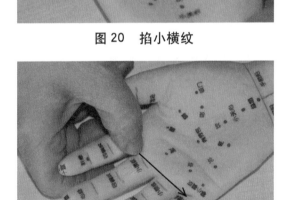

图20　掐小横纹

图21　推小横纹

12. 掌小横纹

【位置】

掌面小指根下，尺侧掌纹头（手纹感情线之尺侧端）。

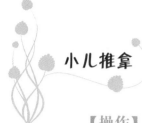

【操作】

中指或拇指端按揉，称揉掌小横纹（图22）。揉 100~500 次。

【主治】

痰热喘咳，口舌生疮，顿咳流涎等。

【临床应用】

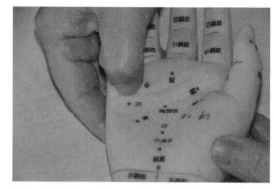

图 22　揉掌小横纹

揉掌小横纹能清热散结，宽胸宣肺，化痰止咳。主要用于喘咳、口舌生疮等，为治疗百日咳、肺炎的要穴。临床上用揉掌小横纹治疗肺部湿性啰音，有一定的疗效。

13. 胃经

【位置】

拇指掌面近掌端第 1 节。

【操作】

从指尖直推向指根为补，称补胃经（图23）；反之则为清，称清胃经（图24）。补胃经和清胃经统称推胃经。推 100~200 次。

【主治】

呕恶嗳气、烦渴善饥、食欲不振、吐血衄血等。

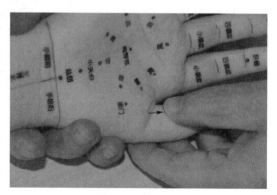

图 23　补胃经

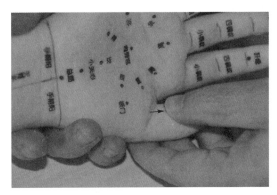

图 24　清胃经

【临床应用】

（1）清胃经能清中焦湿热，和胃降逆，泻胃火，除烦止渴。亦可用于胃火上亢引起的衄血等症。临床上多与清脾经、推天柱骨、横纹推向板门等合用，治疗脾胃湿热，或胃气不和所引起的上逆呕恶等症；若胃肠实热、脘腹胀满、发热烦渴、便秘纳呆，多与清大肠、退六腑、揉天枢、推下七节骨等合用。

（2）补胃经能健脾胃，助运化，临床上常与补脾经、揉中脘、摩腹、按揉足三里等合用，治疗脾胃虚弱、消化不良、纳呆腹胀等症。

14.板门

【位置】

手掌大鱼际平面。

【操作】

用指端揉该穴，称揉板门或运板门（图 25）；用推法自指根推向腕横纹，称板门推向横纹（图 26），反之称横纹推向板门（图27）。揉或推 100~300 次。

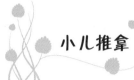
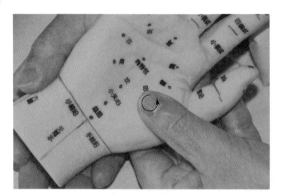

图 25　揉／运板门

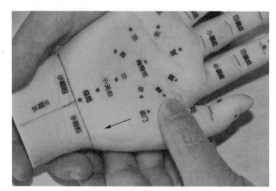

图 26　板门推向横纹

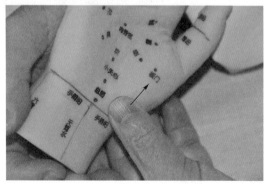

图 27　横纹推向板门

【主治】

食积、腹胀、食欲不振、呕吐、腹泻、气喘、嗳气等。还可用于治疗疳积。

【临床应用】

（1）揉板门能健脾和胃、消食化滞，运达上下之气。多用于乳食停积，食欲不振或嗳气、腹胀、腹泻、呕吐等症。

（2）板门推向横纹能止泻，横纹推向板门能止呕吐。

15. 内劳宫

【位置】

掌心中，屈指时中指、无名指之间中点。

【操作】

指端揉，称揉内劳宫（图 28）；自小指根掐运起，经掌小横纹、小天心至内劳宫，称运内劳宫（水底捞明月）（图 29）。揉100~300 次，运 10~30 次。

【主治】

发热、烦渴、口疮、齿龈糜烂、虚烦内热等。

【临床应用】

（1）揉内劳能清热除烦，用于心经有热而致

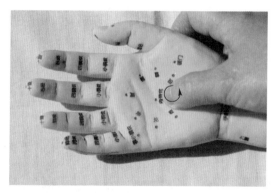

图 28　揉内劳

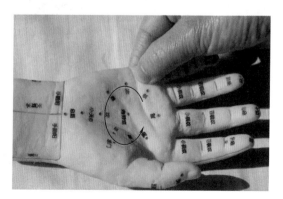

图 29　水底捞明月

口舌生疮、发热、烦渴等症。

（2）运内劳为运掌小横纹、揉小天心、运内劳宫的复合手法，能清虚热，对心、肾两经虚热最为适宜。

16. 内八卦

【位置】

手掌面，以掌心为圆心，从圆心至中指根横纹约 2/3 处为半径所做圆周。

【操作】

用运法，顺时针方向掐运 100~300 次，称运内八卦或运八卦（图 30）。

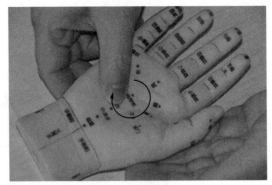

图 30　运内八卦

【主治】

咳嗽痰喘、胸闷纳呆、腹胀呕吐等。

【临床应用】

运内八卦能宽胸利膈，理气化痰，行滞消食。主要用于痰结喘嗽，乳食内伤、胸闷、腹胀、呕吐及纳呆等症，多与推脾经、推肺经、揉板门、揉中脘等合用。

17.小天心

【位置】

大、小鱼际交接处凹陷中。

【操作】

指端揉，称揉小天心；拇指甲陷，称掐小天心（图31）；以指尖或屈曲的指间关节捣，称捣小天心（图32）。揉100~300次；掐、捣5~20次。

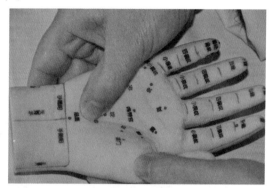

图31　掐、揉小天心

【主治】

惊风、抽搐、烦躁不安、夜啼、小便赤涩、斜视、目赤痛、疹痘欲出不透。

【临床应用】

（1）揉小天心能清热、镇惊、利尿、明目，主要用于心经有热而致目赤肿痛、口舌生疮、惊惕

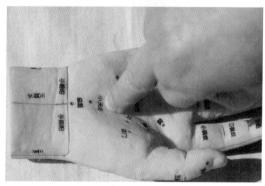

图32　捣小天心

不安或心经有热，移热于小肠而见小便短赤等症。此外对新生儿硬皮症、黄疸、遗尿、水肿、疮疖、痘疹欲出不透亦有效。

（2）掐、捣小天心能镇惊安神。主要用于惊风抽搐，夜啼、惊惕不安等症。若见惊风眼翻、斜视，可与捣老龙、掐人中、清肝经等合用。眼上翻者则向下掐、捣；若斜视者则向左掐、捣；左斜视者则向右掐、捣。

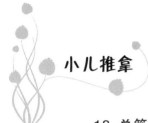
18.总筋（总经）

【位置】

掌后腕横纹中点。

【操作】

按揉本穴称揉总筋；用拇指甲掐称掐总筋。揉 100~300 次，掐 3~5 次（图 33 ）。

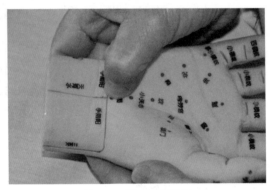

图 33　掐、揉总经

【主治】

惊风、抽掣、夜啼、口舌生疮、潮热、牙痛等。

【临床应用】

揉总筋能清心经热、散结止痉，通调周身气机。临床上多与清天河水、清心经配合，治疗口舌生疮、潮热、夜啼等实热证。操作时手法宜快，并稍有力。治疗惊风抽掣多用掐法。

19.大横纹

【位置】

仰掌，掌后横纹。近拇指端称阳池（也称"阳穴"），近小指端称阴池（也称"阴穴"）。

【操作】

两拇指自掌后横纹中
（总筋）向两旁分推，称
分推大横纹，又称分阴阳
（图34）；自两旁（阴池、
阳池）向总筋合推，称合
阴阳（图35）。推30~50次。

【主治】

寒热往来、腹泻、腹
胀、痢疾、呕吐、食积、
烦躁不安、痰涎壅盛。

【临床应用】

（1）分阴阳能平衡阴
阳，调和气血，行滞消食。
多用于阴阳不调，气血不
和而致寒热往来，烦躁不
安，以及乳食停滞，腹胀，
腹泻，呕吐等。

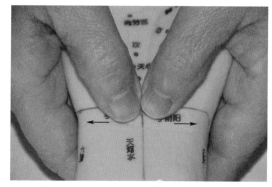

图 34　分阴阳

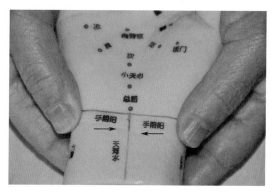

图 35　合阴阳

（2）合阴阳能化痰散结，多用于痰结喘嗽、胸闷等症。配合揉
肾纹，清天河水能加强化痰散结的作用。

20.十王（十宣）

【位置】

十指尖指甲内赤白肉际处。

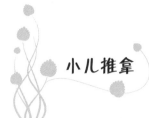

【操作】

用掐法，称掐十王（图36）。各掐5次，或醒后即止。

【主治】

惊风、高热、昏厥等。

【临床应用】

掐十王主要用于急救，有清热、醒神、开窍的作用，多与掐老龙、掐人中、掐小天心等合用。

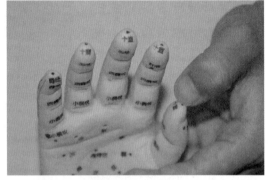

图36　掐十王

21. 老龙

【位置】

中指甲后一分处。

【操作】

用掐法，称掐老龙（图37）。掐5次，或醒后即止。

【主治】

急惊风等。

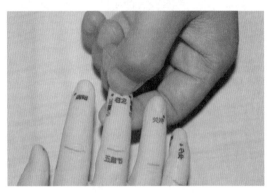

图37　掐老龙

【临床应用】

掐老龙主要用于急救，有醒神开窍的作用。若小儿急惊暴死，或高热抽搐，掐之知痛有声者，较易治，不知痛而无声者，一般难治。

22. 端正

【位置】

中指甲根两侧赤白肉处，桡侧称左端正，尺侧称右端正。

【操作】

用拇指甲掐或拇指罗纹面揉称掐、揉端正（图 38）。掐 5 次，揉 50 次。

【主治】

鼻衄、惊风、呕吐、泄泻、痢疾等。

【临床应用】

（1）揉右端正能降逆止呕，主要用于胃气上逆而引起的恶心、呕吐等症；

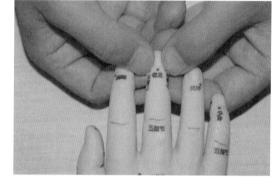

图 38　掐、揉端正

揉左端正功能升提，主要用于水泻、痢疾等症。

（2）掐端正多用于治疗小儿惊风，常与掐老龙、清肝经等配合。同时本穴对鼻衄有效，方法用细绳由中指第三节横纹起扎至指端（不可太紧），扎后好小儿静卧即可。

23. 五指节

【位置】

掌背五指第 1 指间关节。

【操作】

拇指甲掐，称掐五指节；用拇、食指揉搓称揉五指节。各掐 3~5 次；揉搓 30~50 次（图 39）。

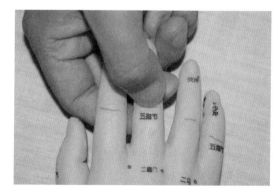

图 39　掐、揉五指节

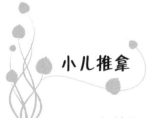
【主治】

惊风、吐涎、惊惕不安、咳嗽风痰等。

【临床应用】

掐、揉五指节能安神镇惊，祛风痰，通关窍。掐五指节主要用于惊惕不安，惊风等症，多与清肝经、掐老龙等合用；揉五指节主要用于胸闷、痰喘、咳嗽等症，多与运内八卦、推揉膻中等合用。

24. 二扇门

【位置】

掌背中指根本节两侧凹陷处。

【操作】

拇指甲掐，称掐二扇门；拇指偏峰按揉，称揉二扇门。掐5次，揉100~500次（图40）。

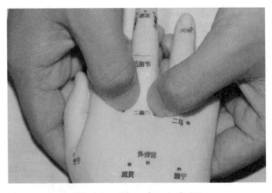

图40　掐、揉二扇门

【主治】

惊风、抽搐、身热、无汗等。

【临床应用】

掐、揉二扇门能发汗透表，退热平喘，是发汗效法。揉时要稍用力，速度宜快，多用于风寒外感。本法与揉肾顶、补脾经、补肾经等配合应用，适宜于平素体虚外感者。

25. 上马（二人上马）

【位置】

手背无名及小指掌指关节后陷中。

【操作】

拇指端揉或拇指甲掐称揉上马或掐上马。掐 3~5 次，揉 100~500 次（图 41）。

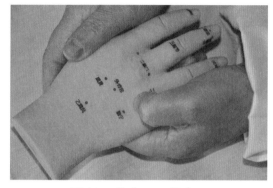

图 41　掐上马、揉上马

【主治】

虚热喘咳、小便赤涩淋沥、腹痛、牙痛、睡时磨牙等。

【临床应用】

临床上用揉法为多，揉上马能滋阴补肾，顺气散结，利水通淋，为补肾滋阴的要法。主要用于阴虚阳亢，潮热烦躁，牙痛，小便赤涩淋沥等症。本法对体质虚弱，肺部感染有干性啰音，久不消失者配揉小横纹；湿性啰音配揉掌小横纹，多揉有一定疗效。

26. 外劳宫

【位置】

掌背中，与内劳宫相对处。

【操作】

用揉法，称揉外劳，用掐法称掐外劳。掐 5 次，揉 100~300 次（图 42）。

【主治】

风寒感冒、腹痛腹胀、

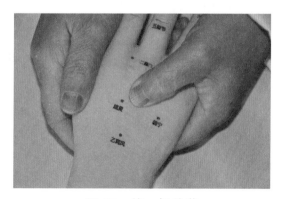

图 42　掐、揉外劳

肠鸣腹泻、痢疾、脱肛、遗尿、疝气等。

【临床应用】

本穴性温，为温阳散寒、升阳举陷佳穴，兼能发汗解表。临床上用揉法为多，揉外劳主要用于一切寒证，不论外感风寒，鼻塞流涕以及脏腑积寒，完谷不化，肠鸣腹泻，寒痢腹痛，疝气等症皆宜，且能升阳举陷，故治疗中也多配合补脾经、补肾经、推三关、揉丹田等治疗脱肛、遗尿等症。

27. 威灵

【位置】

手背 2、3 掌骨歧缝间。

【操作】

用掐法掐 5 次，或醒后即止，称掐威灵（图43）。

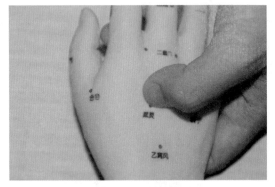

图 43　掐威灵

【主治】

惊风。

【临床应用】

掐威灵有开窍醒神的作用。主要用于急惊暴死、昏迷不醒时的急救。

28. 精宁

【位置】

手背第 4、5 掌骨歧缝间。

【操作】

用掐法掐 5~10 次，称掐精宁（图44）。

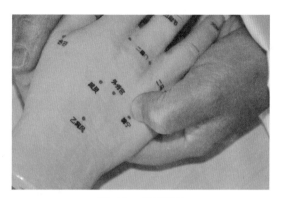

图 44　掐精宁

【主治】

痰喘气吼、干呕、疳积、眼内胬肉等。

【临床应用】

掐精宁能行气、破结、化痰。多用于痰食积聚，气吼痰喘，干呕，疳积等症。本法于体虚者宜慎用，如必须应用时则多与补脾经、推三关、捏脊等同用，以免克削太甚，元气受损。用于急惊昏厥时，本法多与掐威灵配合，能加强开窍醒神的作用。

29. 外八卦

【位置】

掌背外劳宫周围，与内八卦相对处。

【操作】

拇指作顺时针方向掐运 100~300 次，称运外八卦（图 45）。

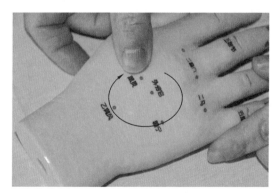

图 45　运外八卦

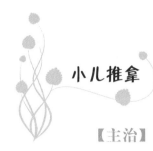

【主治】

胸闷、腹胀、便结等。

【临床应用】

运外八卦能宽胸理气，通滞散结。治疗中多与摩腹、推揉膻中等合用，治疗胸闷、腹胀、便结等症。

30. 一窝风

【位置】

手背腕横纹正中凹陷处。

【操作】

用拇指指端按揉该穴100~300次，称按揉一窝风（图46）。

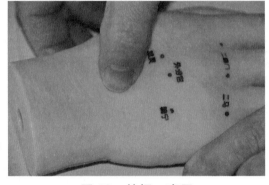

图46　按揉一窝风

【主治】

腹痛、肠鸣、关节痹痛、感冒等。

【临床应用】

揉一窝风能温中行气，止痹痛，利关节。常用于受寒，食积等原因引起的腹痛等症，多与拿肚角、推三关、揉中脘等合用。本法亦能发散风寒，宣通表里，对寒滞经络引起的痹痛或感冒风寒等症也有效。

31. 膊阳池

【位置】

在手背一窝风后3寸处。

【操作】

拇指甲掐3~5次，称掐膊阳池；或用指端按揉100~300次，称按揉膊阳池（图 47）。

【主治】

便秘、溲赤、头痛等。

【临床应用】

掐、揉膊阳池能止头痛，通大便，利小便，特别是对大便秘结，多揉之有显效，但大便滑泻者禁

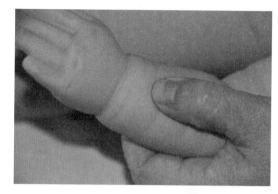

图 47　掐、按揉膊阳池

用；用于感冒头痛，或小便赤涩短少多与其他解表、利尿法同用。

32. 三关

【位置】

前臂桡侧，阳池至曲池成一直线。

【操作】

用拇指桡侧面或食、中指面自腕推向肘，称推三关（图 48）；屈小儿拇指，自拇指外侧端推向肘称为大推三关。推 100~300 次。

【主治】

气血虚弱，病后体弱，阳虚肢冷，腹痛、腹泻，斑疹白痦，疹出不透以及感冒风寒等一切虚、寒病证。

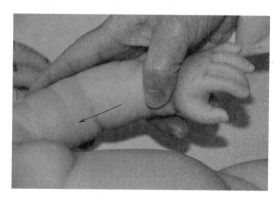

图 48　推三关

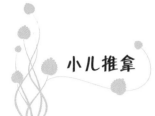
【临床应用】

（1）推三关性温热，能补气行气，温阳散寒，发汗解表，主治一切虚寒病证，对非虚寒病证宜慎用。临床上治疗气血虚弱，命门火衰，下元虚冷，阳气不足引起的四肢厥冷，面色无华，食欲不振，疳积，吐泻等症。多与补脾经、补肾经、揉丹田、捏脊、摩腹等合用。

（2）对感冒风寒，怕冷无汗或疹出不透等症，多与清肺经、推攒竹、掐揉二扇门等合用。此外对疹毒内陷、黄疸、阴疽等症亦有疗效。

33. 六腑

【位置】

前臂尺侧，阴池至肘成一直线。

【操作】

用拇指面、中指面自肘推向腕，称退六腑或推六腑（图49）。推100~300次。

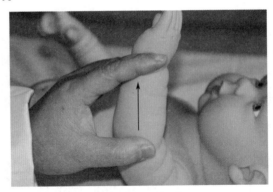

图49　退六腑

【主治】

一切实热病证。高热、烦渴、惊风、咽痛、大便秘结干燥等。

【临床应用】

（1）退六腑性寒凉，能清热、凉血、解毒。对温病邪入营血，脏腑郁热积滞，壮热烦渴等实热证均可应用。本穴与补脾经合用，有止汗之效。若小儿平素大便溏薄或脾虚腹泻，慎用本法。

（2）本法与推三关为大凉大热之法，可单用，亦可合用。若小儿气虚体弱，畏寒怕冷，可单用推三关，如高热烦渴、发斑等可单用退六腑。而两穴合用能平衡阴阳，防止大凉大热，伤其正气。如寒热夹杂，以热为主，则可以退六腑三数，推三关一数之比推之；若以寒为重，则可以推三关三数，退六腑一数之比推之。

34.天河水

【位置】

前臂正中，总筋至曲泽成一直线。

【操作】

用食、中二指面自腕推向肘，称清天河水（图50）；用食、中二指沾水自总筋处，一起一落弹打如弹琴状，边打边吹凉气随之，直至曲泽，称打马过天河（图51）。操作100~300次。

【主治】

外感发热，潮热，内热，烦躁不安，口渴，弄舌，

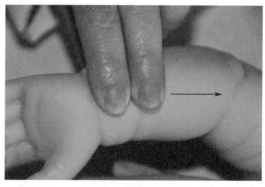

图50 清天河水

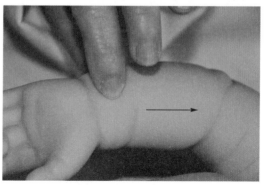

图51 打马过天河

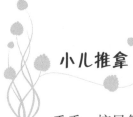
重舌，惊风等一切热证。

【临床应用】

（1）清天河水性微凉，较平和，能清热解表，泻火除烦，用于治疗热性病症，清热而不伤阴分。多用于五心烦热，口燥咽干，唇舌生疮，夜啼等症；对于感冒发热，常与开天门、推坎宫、运太阳等合用。

（2）打马过天河清热之力大于清天河水，多用于实热，高热等症。

35.内关

【位置】

腕横纹上2寸，掌长肌腱与桡侧腕屈肌腱之间。属手厥阴心包经。

【操作】

用拇指螺纹面按揉内关穴30~50次，称按揉内关（图52）。

【主治】

心悸、胸闷、胃痛、呕吐、呃逆、热病、上肢痹痛、夜啼等。

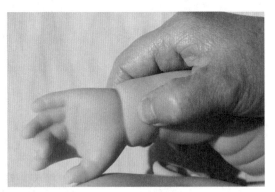

图52 按揉内关

【临床应用】

按揉内关具有宽胸理气，和胃降逆等作用。临床多用该穴治疗心胸病、胃病等。常与补脾经、清胃经、揉板门、开璇玑等方法同用。

第二节　头面颈项部穴位

1. 天门

【位置】

两眉中间至前发际成一直线。

【操作】

两拇指自下而上的交替直推，称开天门（图 53）。若用两拇指自下而上交替推至囟门为大开天门。推 30~50 次。

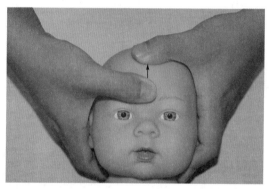

图 53　开天门

【主治】

发热、头痛、感冒、精神萎靡、惊惕不安等。

【临床应用】

开天门能疏风解表，开窍醒脑，镇静安神。常用于外感发热，头痛等症，多与推坎宫、揉太阳等合用；若惊惕不安，烦躁不宁多与清肝经、按揉百会等合用。

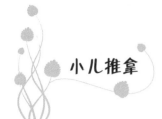

2.印堂（眉心、大天心）

【位置】

前正中线上，两眉头连线的中点处。

【操作】

用指甲掐印堂，称为掐印堂（图54）；用指端或螺纹面按揉印堂，称为按揉印堂（图55）。掐3~5次，按揉30~50次。

【主治】

感冒、头痛、惊风、抽搐、近视、斜视等。

【临床应用】

按揉印堂能疏风明目，治疗感冒、头痛、近视等，多与推坎宫、运太阳、拿合谷等合用；掐印堂可以镇惊安神、止搐，治疗惊风、抽搐，多和清肝经、掐揉小天心同用。本穴可作为望诊用。

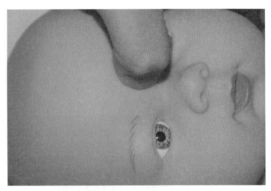

图54　掐印堂

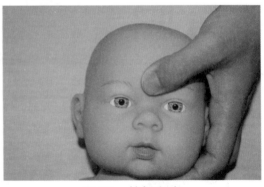

图55　按揉印堂

3.天心（额中）

【位置】

印堂穴上额正中处。

【操作】

用拇指端或螺纹面按揉天心 50 次，称为按揉天心（图 56）。

【主治】

头昏、头痛、眩晕、失眠、鼻窦炎等。

【临床应用】

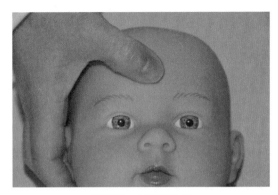

图 56　按揉天心

按揉天心能疏风清热，通窍解表、镇静安神。用于外感发热、头痛、鼻塞等症，多配合按揉太阳、推坎宫、推天柱等；失眠、烦躁，多与清肝经、掐揉小天心等同用。

4. 坎宫

【位置】

自眉心起沿眉向眉梢成一横线。

【操作】

用两拇指螺纹面自眉头向眉梢分推 50 次，称推坎宫（图 57），亦称分阴阳。

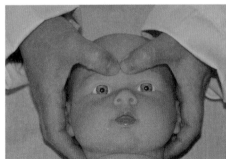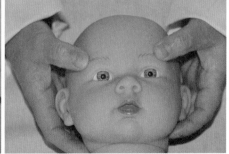

图 57　推坎宫

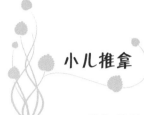

【主治】

外感发热、惊风、近视、斜视等。

【临床应用】

推坎宫能疏风解表，醒脑明目，止头痛。常用于外感发热、头痛，多与开天门、揉太阳等合用；若用于治疗目赤痛，多和清肝经，掐揉小天心、清河水合用。亦可推后点刺放血或用掐按法，以增强疗效。

5. 太阳

【位置】

眉梢后凹陷处。

【操作】

两拇指自前向后直推50次，名推太阳。用中指揉该穴50次，称揉太阳，或称运太阳（图58）。

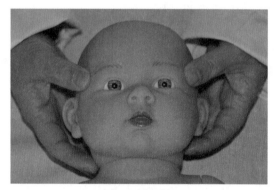

图58　运太阳

【主治】

发热、头痛、惊风、近视、斜视等。

【临床应用】

推、揉太阳能疏风解表、清热、明目、止头痛。推太阳主要用于外感风热。揉太阳主要用于外感风寒。

6. 睛明

【位置】

目内眦旁 0.1 寸。

【操作】

用拇指指端向眼睛内上方点揉 10~20 次，称为按揉睛明（图59）。

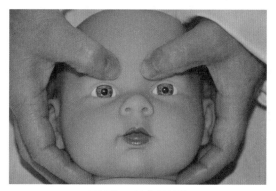

图 59　按揉睛明

【主治】

头痛、目赤肿痛、弱视、近视、斜视、色盲等。

【临床应用】

按揉睛明能明目止痛。治疗眼病，多与开天门、按揉丝竹空、拿风池等合用，若感冒头痛，多与运太阳、开天门、按揉耳后高骨等合用。

7. 攒竹

【位置】

眉头凹陷中。

【操作】

用拇指指端按揉30~50次，称为按揉攒竹（图60）。

【主治】

感冒、头痛、流泪、目赤肿痛、近视、斜视等。

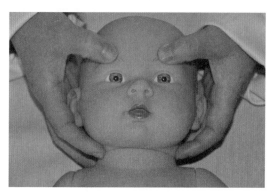

图 60　按揉攒竹

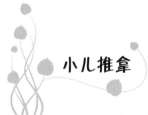

【临床应用】

按揉攒竹能疏风解表、清热明目。治疗感冒、头痛，常与开天门、推坎宫、运太阳、揉耳后高骨等合用；治疗近视、斜视多与按揉睛明、推坎宫、按揉四白等合用。

8.山根（山风、二门）

【位置】

两目内眦连线之中，鼻根低洼处。

【操作】

拇指甲掐5次，称掐山根（图61）。

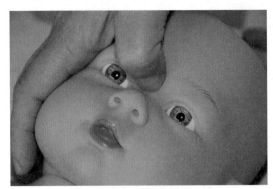

图61　掐山根

【主治】

惊风、抽搐。

【临床应用】

(1)本穴和年寿、准头等穴常用于诊断。如见山根处青筋显露为脾胃虚寒或惊风。

(2)掐山根有开窍、醒目安神的作用，对惊风、昏迷、抽搐等症多与掐人中、掐老龙等合用。

9. 年寿（延年）

【位置】

山根与准头之间，鼻上高骨处。

【操作】

拇指甲掐 3 次，称掐年寿（图 62）；由年寿向两鼻翼处推 30~50 次，称为推年寿（图 63）。

【主治】

感冒、鼻塞、慢惊风、抽搐等。

【临床应用】

推年寿能疏风解表，可配合开天门、运太阳、拿曲池等，治疗感冒、头痛、鼻塞、流涕；掐年寿可以镇惊安神，配合掐揉小天心、掐揉印堂等，治疗慢惊风、抽搐等。此穴可作望诊用。

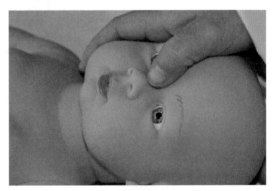

图 62　掐年寿

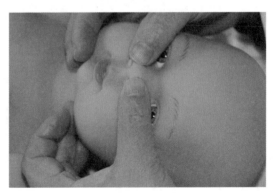

图 63　推年寿

10. 准头（鼻准、素髎）

【位置】

鼻头尖端正中，属督脉。

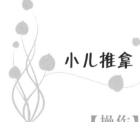

【操作】

用拇指指甲掐3~5次，称为掐准头（图64）。

【主治】

外感、慢惊风等。

【临床应用】

掐准头能疏风、镇惊安神。治疗感冒头痛，多

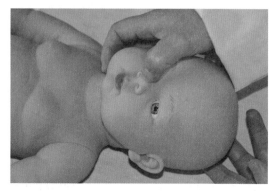

图64　掐准头

配合按揉攒竹、运太阳、揉耳后高骨等，治疗惊风、抽搐，多配合清肝经、拿总经。此穴可作望诊用，若见深黄色为内热秘结。

11. 迎香

【位置】

鼻翼外缘中点，旁开0.5寸，当鼻唇沟中，属手阳明大肠经。

【操作】

用中指指端按揉30~50次，称为按揉迎香（图65）。

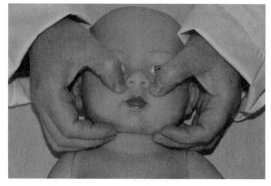

图65　按揉迎香

【主治】

感冒、头痛、鼻塞、鼻出血等。

【临床应用】

按揉迎香可疏风解表，通窍止痛。常与开天门、运太阳、推天柱、拿曲池等合用。

12. 人中（水沟）

【位置】

位于人中沟中，人中沟上 1/3 与下 2/3 交界处，属督脉。

【操作】

用指甲掐 3~5 次，称为掐人中（图 66）。

【主治】

昏厥、惊风等。

【临床应用】

掐人中能开窍醒脑、镇惊安神。多与掐准头、拿合谷等同用。

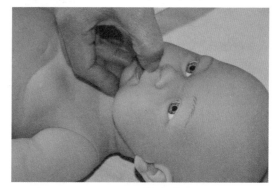

图 66　掐人中

13. 四白

【位置】

目正视，瞳孔直下，当眶下孔凹陷中。

【操作】

用拇指按揉 10~20 次，称为按揉四白（图 67）。

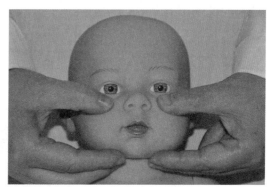

图 67　按揉四白

【主治】

目赤肿痛、近视、斜视、头痛等。

【临床应用】

按揉四白能明目增视。治疗眼病，多与按揉睛明、按揉丝竹空、运太阳、拿风池同用。

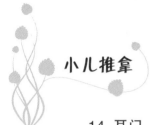
14. 耳门

【位置】

在耳屏上切迹前方与下颌状突稍上方的凹陷处，开口取之。属手少阳三焦经。

【操作】

拇指按揉 20~30 次，称按揉耳门（图 68）。

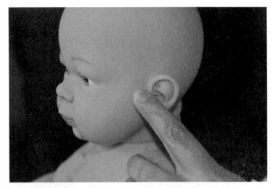

图 68　按揉耳门

【主治】

耳鸣、惊风等。

【临床应用】

本穴能聪耳、镇惊，常与按揉听会、按揉翳风等配合使用。临床中除用本穴治疗耳鸣、惊风外，还用作望诊。

15. 牙关（颊车）

【位置】

耳下 1 寸、下颌骨陷中。

【操作】

用拇指或中指按揉，30~50 次，称为按揉牙关（图 69）。

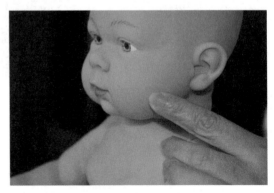

图 69　按揉牙关

【主治】

牙关紧闭，口眼㖞斜等。

【临床应用】

按揉牙关可以解痉止痛。按牙关主要用于牙关紧闭；若口眼㖞斜，则多用揉牙关。

16. 承浆

【位置】

颏唇沟的中点。属任脉。

【操作】

用拇指指端按揉 30~50 次，称为按揉承浆；或用拇指指甲掐 5~10 次，称为掐承浆（图 70）。

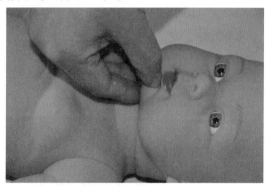

图 70　掐承浆

【主治】

流口水、口㖞、齿龈肿痛、暴喑、癫狂等。

【临床应用】

掐、揉承浆能生津敛液，舒筋通络。临床多与拿合谷等同用。

17. 耳后高骨

【位置】

耳后入发际高处，简称高骨。

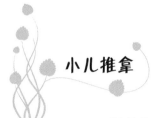

【操作】

用拇指揉耳后高骨下凹陷中，称按揉耳后高骨；或用两拇指分别推运耳后高骨处，称运耳后高骨。揉、运50~100次（图71）。

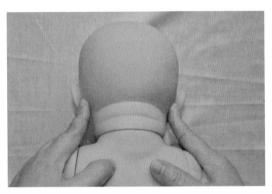

图71　按揉、运耳后高骨

【主治】

感冒、发热、头痛、烦躁不安、惊风等。

【临床应用】

揉耳后高骨主要能疏风解表，治感冒头痛，多与开天门、推坎宫、揉太阳等合用，亦能安神除烦，治神昏烦躁等症。

18. 天柱骨

【位置】

颈后发际正中至大椎穴成一直线。

【操作】

用拇指或食、中指自上向下直推天柱骨100~200次，称推天柱（图72）；或用汤匙边蘸水自

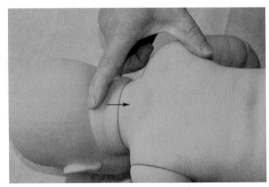

图72　推天柱骨

上向下刮天柱骨，刮至皮下轻度瘀血即可。

【主治】

呕恶、项强、发热、惊风、咽痛等症。

【临床应用】

推、刮天柱骨能降逆止呕，祛风散寒，主要治疗呕吐、恶心和外感发热、项强等症。治疗呕恶多与横纹推向板门、揉中脘等合用，单用本法亦有效，但需推拿多次才行；治疗外感发热、颈项强痛等症多与拿风池、掐揉二扇门等同用；用刮法多以酒盅边沾姜汁或凉水自上向下刮，至局部皮下有轻度瘀血即可。

19. 囟门

【位置】

发际正中直上，百会前骨陷中。

【操作】

两手扶小儿头部，两拇指自前发际向该穴轮换推之（囟门未合时，仅推至边缘），称推囟门（图73）；拇指端轻揉本穴，称揉囟门（图74）。指摩本穴，称为摩囟门（图75）；推100次，揉50次，摩3分钟。

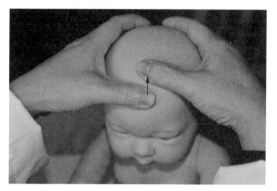

图 73　推囟门

【主治】

头痛、惊风、鼻塞等。

【临床应用】

推、揉囟门能镇惊安

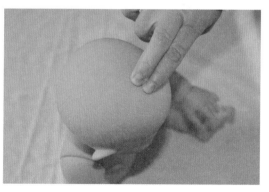

图 74　揉囟门

神通窍。多用于头痛、惊风、鼻塞等症。正常小儿前囟在生后12~18个月闭合，故操作时手法需注意，不可用力按压。囟门处可用指摩法，摩时常蘸药，以祛风散寒。

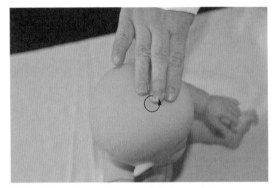

图 75　摩囟门

20.百会

【位置】

后发际正中直上7寸。简便定位：耳尖直上，头顶正中。

【操作】

拇指按揉百会50~100次，称为按揉百会（图76）。

【主治】

头痛、脱肛、惊风、目眩、遗尿、疳积等。

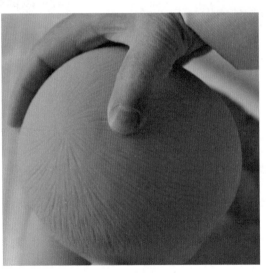

图 76　按揉百会

【临床应用】

百会为诸阳之会，按揉百会能安神镇惊、升阳举陷、补益正气。治疗惊风、烦躁等，多与清肝经、清心经、掐揉小天心等合用；用于遗尿、脱肛等症，常与补脾经、补肾经、推三关、揉丹田等合用。

21. 风池

【位置】

胸锁乳突肌与斜方肌之间的凹陷中，平风府穴（督脉）处。属足少阳胆经。

【操作】

用拇指和食、中指螺纹面相对用力拿风池5~10次，称为拿风池（图77）。

【主治】

头痛、感冒、发热、颈项强痛、目眩、近视等。

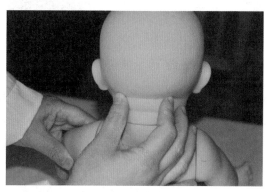

图77　拿风池

【临床应用】

拿风池能发汗解表，祛风散寒。本法发汗效果显著，往往拿之立见汗出，若再配合推攒竹、掐揉二扇门等，发汗解表之力更强。多用于感冒头痛、发热无汗或项背强痛等症。

22. 桥弓

【位置】

自耳后翳风至缺盆成一斜线。

【操作】

用拇指指腹自上而下推抹，称推桥弓（图78）；用拇、食、中三指拿捏，称拿桥弓（图79）；或用食、中、无名指揉，称揉桥弓（图80）。抹约20次，揉约100次，拿3~5次。

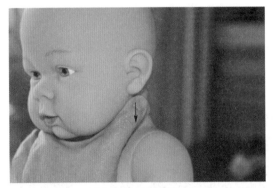

图 78　推桥弓

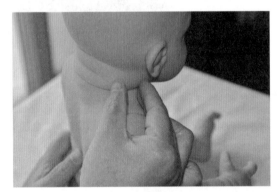

图 79　拿桥弓

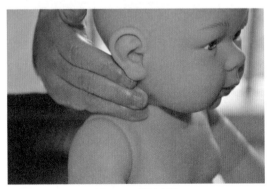

图 80　揉桥弓

【主治】

肌性斜颈。

【临床应用】

抹桥弓能行气活血，拿桥弓能软坚消肿，揉桥弓可舒筋通络。三法配合用于治疗小儿肌性斜颈。

23. 天突

【位置】

胸骨上窝正中。属任脉。

【操作】

用指端按揉 30~50 次，称为按揉天突（图 81）。

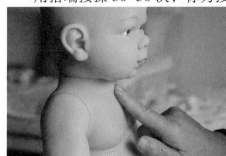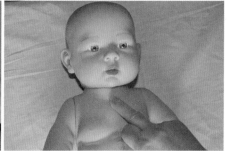

图 81　按揉天突

【主治】

咳嗽、气喘、胸痛、咽喉肿痛、呃逆等。

【临床应用】

按揉天突可化痰止咳，降逆平喘，宽胸理气。由于气机不利，痰涎壅盛或胃气上逆所引起的咳嗽、哮喘、呕吐多与推揉膻中、揉中脘、运内八卦等合用。若用中指端微屈向下、向里按，动作宜快，可

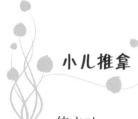

小儿推拿

使之吐。

24.大椎

【位置】

位于后正中线上，第7颈椎与第1胸椎棘突之间正中处。属督脉。

【操作】

用指端按揉20~30次，称为按揉大椎（图82）。

【主治】

咳嗽、气喘、感冒、头痛、发热、项强等。

【临床应用】

揉大椎有清热解表的作用，主要用于感冒、发热、项强等症。

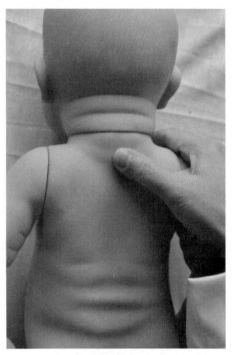

图82 按揉大椎

此外用提捏法，以屈曲的食、中两指蘸清水在大椎穴位上提捏，至局部皮下轻度瘀血为止，对百日咳有一定的疗效。

第三节 躯干部及下肢部穴位

1.乳根

【位置】

乳下2分。

【操作】

用指端揉 20~50 次，称揉乳根（图 83）。

【主治】

喘咳、胸闷等。

【临床应用】

揉乳根有宽胸理气、止咳化痰的作用，临床上多与揉乳旁配用，以食、中两指同时操作。

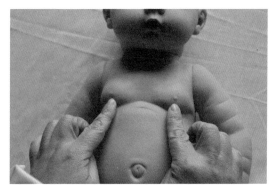

图 83　揉乳根

2. 乳旁

【位置】

乳外旁开 2 分。

【操作】

用指端揉 20~50 次，称揉乳旁（图 84）。

【主治】

胸闷、咳嗽、痰鸣、呕吐等。

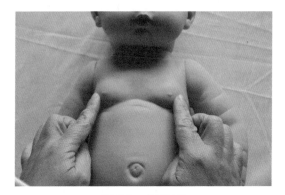

图 84　揉乳旁

【临床应用】

揉乳旁有宽胸理气、止咳化痰的作用，临床上多与揉乳根配用，以食、中两指同时操作。

3. 膻中

【位置】

前正中线上，两乳头连线的中点处，属任脉，是八会穴中的气

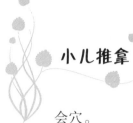

会穴。

【操作】

用拇指螺纹面或食、中二指螺纹面沿胸骨向上推，称为推上膻中；向下推，称为推下膻中（图85）；用两手拇指桡侧缘自膻中向两侧分推至乳头下，称为分推膻中（图86）。或用中指指端按揉该穴，称为按揉膻中（图87）。推100~200次，按揉50~100次。

【主治】

咳嗽、气喘、胸痛、呕吐、呃逆、伤食等。

【临床应用】

按揉或分推膻中可以宽胸理气、止咳平喘，多与按揉乳旁、乳根、按弦走搓摩、按揉天突、清肺经等同用；推上膻中可以催吐解毒、消食导滞，多配合推脾经、清胃经、揉板门、运内八卦、按揉足三里等方法；推下膻中能降逆止呕，多与横纹推

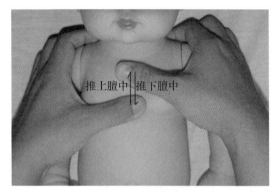

推上膻中　推下膻中

图85　推膻中

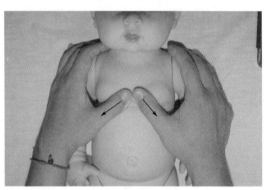

图86　分推膻中

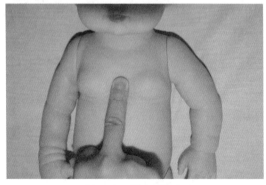

图87　按揉膻中

向板门、按揉内关等方法配合运用。

4. 胁肋

【位置】

从腋下两胁至天枢处。

【操作】

以两手掌从两胁腋下搓摩至天枢处，称搓摩胁肋，又称按弦走搓摩（图 88）。搓摩 50~100 次。

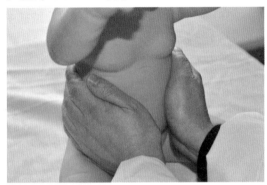

图 88　按弦走搓摩

【主治】

胸闷、胁痛、痰喘气急、疳积、肝脾大等。

【临床应用】

搓摩胁肋，性开而降，能顺气化痰，除胸闷，开积聚，对小儿由于食积、痰壅、气逆所致的胸闷、腹胀等有效。若肝脾大，则须久久搓摩，非一日之功，但对中气下陷，肾不纳气者宜慎用。

5. 中脘

【位置】

脐上 4 寸。属任脉。

【操作】

用中指指端按揉中脘30~50次，称为按揉中脘（图89）；用食、中、无名指三指摩中脘3~5分钟，称为摩中脘（图90）。

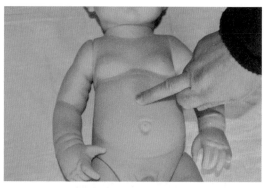

图89　按揉中脘

【主治】

胃痛、呕吐、吞酸、腹胀、泄泻、便秘等。

【临床应用】

摩中脘能健脾和胃，增强脾胃的运化功能，临床多用于治疗食欲不振、消化不良、腹泻等病症，常配合补脾土、按揉板门、摩腹、揉脐、按揉脾俞、足三里等方法。按揉中脘能通腑降气，多用于治疗

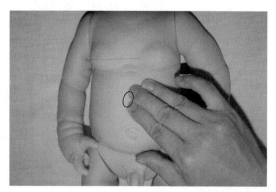

图90　摩中脘

便秘、腹胀、呕吐等病症，常与按揉膊阳池、掐揉内关、运内八卦等方法同用。

6.腹

【位置】

腹部。

【操作】

沿肋弓角边缘或自中脘至脐，向两旁分推100~200次，称分推腹阴阳（图 91）；掌或四指摩腹 5 分钟称摩腹（图 92）。

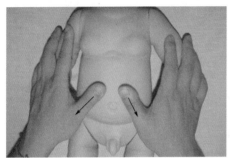 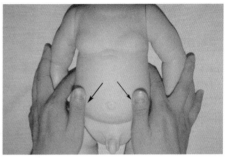

图 91　分推腹阴阳

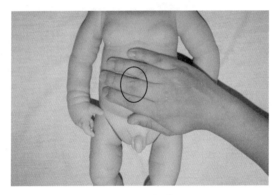

图 92　摩腹

【主治】

腹痛、腹胀、消化不良、呕吐恶心。

【临床应用】

摩腹、分推腹阴阳能健脾和胃，理气消食。对于小儿腹泻、呕吐、恶心、便秘、腹胀、厌食等消化功能紊乱症状效果较好，常与捏脊、按揉足三里合用，作为小儿保健手法之一。

7. 脐

【位置】

肚脐。

【操作】

用中指端或掌根按揉肚脐 100~600 次，称揉脐（图 93）；指摩或掌摩肚脐 5 分钟称摩脐（图 94）。

【主治】

腹胀、腹痛、食积、便秘、肠鸣、吐泻。

【临床应用】

揉脐、摩脐能温阳散寒、补益气血、健脾和胃、消食导滞。多用于腹泻、便秘、腹痛、疳积等症。

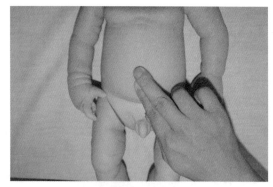

图 93　揉脐

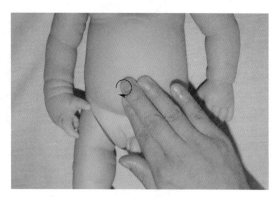

图 94　摩脐

临床上揉脐、摩腹、推上七节骨、揉龟尾常配合应用，简称"龟尾七节，摩腹揉脐"，治疗腹泻效果较好。

8. 丹田

【位置】

小腹部（脐下 2~3 寸之间）。

【操作】

用掌根按揉丹田 50~100 次，称揉丹田（图 95）；用食、中、无名三指摩丹田 5 分钟，称摩丹田（图 96 ）。

【主治】

腹泻、腹痛、遗尿、脱肛、疝气、尿潴留。

【临床应用】

揉、摩丹田能培肾固本，温补下元，分清别浊。多用于小儿先天不足，寒凝少腹及腹痛、疝气、遗尿、脱肛等症，常与补肾经、推三关、揉外关等合用。揉丹田对尿潴留有一定效果，临床上常与推箕门、清小肠等合用。

9. 肚角

【位置】

脐下 2 寸（石门）旁开 2 寸大筋。

【操作】

用拇、食、中三指作拿法，称拿肚角（图 97 ）；或用中指端按，称按肚角（图 98 ）。拿、按 3~5 次。

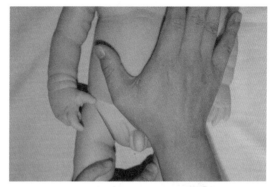

图 95　揉丹田

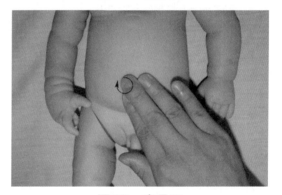

图 96　摩丹田

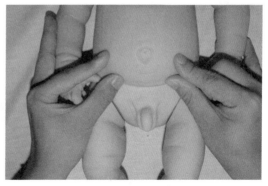

图 97　拿肚角

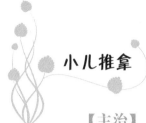
【主治】

腹痛、腹泻。

【临床应用】

按、拿肚角是止腹痛的要法，对各种原因引起的腹痛均可应用，特别是对寒痛、伤食痛效果更好。本法刺激较强，一般拿3~5次即可，不可拿得时间太长。为防止小儿哭闹影响手法的进行，可在诸手法推毕，再拿此穴。

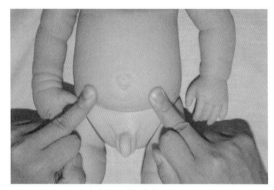

图98　按肚角

10. 肩井

【位置】

在大椎与肩峰连线之中点，肩部筋肉处。属足少阳胆经。

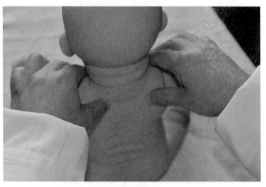

图99　拿肩井

【操作】

用拇指与食、中二指对称用力提拿肩筋，称拿肩井（图99）；用指端按其穴称按肩井（图100）。拿5次，按揉10~20次。

【主治】

感冒、惊厥、上肢抬举不利。

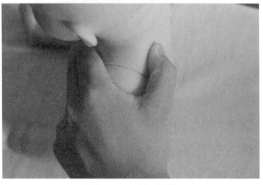

图100　按肩井

【临床应用】

按、拿肩井能宣通气血，发汗解表。临床上多用作治疗结束后的总收法（结束手法），也可用于治疗感冒、上肢痹痛等症。

11. 肺俞

【位置】

第 3 胸椎棘突下，旁开 1.5 寸。属足太阳膀胱经。

【操作】

用拇指螺纹面或食、中两指端揉该穴 50~100 次，称揉肺俞（图 101）；两拇指分别自肩胛骨内缘以上向下推动 100~200 次，称为推肺俞或分推肩胛骨（图 102）。

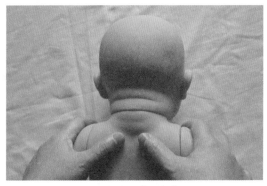

图 101　揉肺俞

【主治】

咳嗽、气喘、吐血、潮热、盗汗、鼻塞、便秘等。

【临床应用】

按揉肺俞祛风解表，宣肺化痰，止咳平喘。多与清肺经、补肺经、按揉定喘、拿风池、开天门、运太阳等同用。用于治疗潮热、盗汗，多配合补肾

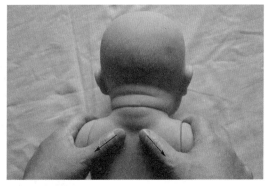

图 102　推肺俞（分推肩胛骨）

经、按揉肾顶、按揉肾纹等同用。

12. 心俞

【位置】

第5胸椎棘突下，旁开1.5寸。属足太阳膀胱经。

【操作】

用拇指螺纹面按揉 10~30次，称为按揉心俞 （图103）。

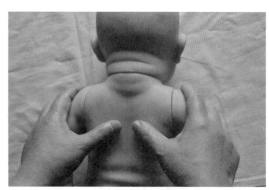

【主治】

胸闷、惊风、烦躁、盗汗、弱智、遗尿、脑瘫等。

图103 按揉心俞

【临床应用】

按揉心俞能宽胸降气，宁心安神，益智止遗。治疗胸闷、惊风、烦躁等，多配合清心经、按揉印堂、按揉安眠、拿风池、推膻中、搓胸胁等方法；治疗智力低下、遗尿，多与按揉百会、按揉四神聪、补肾经、按揉命门、擦八髎等同用。

13. 肝俞

【位置】

第9胸椎棘突下，旁开1.5寸。属足太阳膀胱经。

【操作】

用拇指螺纹面按揉 10~30次，称为按揉肝俞 （图104）。

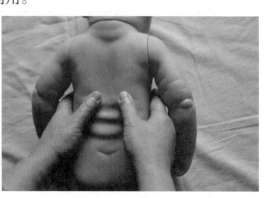

图104 按揉肝俞

【主治】

黄疸、胁痛、目赤肿痛、近视、烦躁、惊风等。

【临床应用】

按揉肝俞能舒肝利胆，安神明目。多与清肝经、清胆经、补肾经、拿风池、擦涌泉、开天门、按揉胆俞等方法同用。

14.脾俞

【位置】

第 11 胸椎棘突下，旁开 1.5 寸。属足太阳膀胱经。

【操作】

用拇指螺纹面按揉 10~30 次，称为按揉脾俞（图 105）。

【主治】

腹胀、腹痛、呕吐、泄泻、疳积、背痛等。

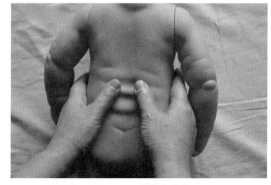

图 105　按揉脾俞

【临床应用】

按揉脾俞可以健脾和胃，补益气血。临床多用于治疗消化系统疾患，常配合补脾土、揉板门、运内八卦、按揉胃俞、掐揉四横纹、捏脊、摩腹、推七节骨、按揉足三里等方法，以加强疗效。

15.胃俞

【位置】

第 12 胸椎棘突下，旁开 1.5 寸。属足太阳膀胱经。

【操作】

用拇指螺纹面按揉 10~30 次，称为按揉胃俞。

【主治】

胃脘痛、呕吐、腹胀、肠鸣、疳积等。

【临床应用】

按揉胃俞能和胃止呕,消食导滞。多与摩腹、揉脐、捏脊、补脾土、揉板门、按揉脾俞、按揉足三里等方法同用。

16. 肾俞

【位置】

第 2 腰椎棘突下,旁开 1.5 寸。属足太阳膀胱经。

【操作】

用拇指螺纹面按揉 10~30 次,称为按揉肾俞(图 106)。涂上推拿乳,用小鱼际擦热两侧肾俞,称为擦肾俞(图 107)。

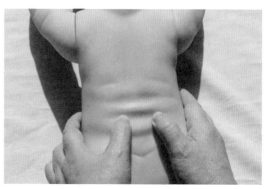

图 106　按揉肾俞

【主治】

遗尿、腹泻、佝偻病、耳鸣、耳聋、哮喘、水肿、小儿麻痹后遗症等。

【临床应用】

按揉肾俞可以温阳止泻,益肾纳气,利水消肿。治疗遗尿、佝偻病、水肿等,常配合摩丹田、摩腹、捏脊、

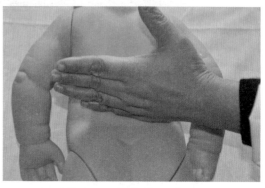

图 107　擦肾俞、命门

补肾经、推三关等方法；治疗哮喘，多配合补肺经、清肺经、补肾经、擦涌泉等方法。

17. 大肠俞

【位置】

第 4 腰椎棘突下，后正中线旁开 1.5 寸。属足太阳膀胱经。

【操作】

用拇指螺纹面按揉 10~30 次，称为按揉大肠俞（图 108）。

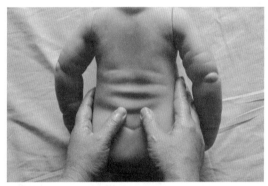

图 108　按揉大肠俞

【主治】

腹痛、腹胀、腹泻、便秘、痢疾等。

【临床应用】

按揉大肠俞能通降肠腑，理气止痛。多与清大肠、摩腹、揉脐、按揉下巨虚等方法同用。

18. 八髎

【位置】

上髎、次髎、中髎、下髎，属足太阳膀胱经，左右共八穴，合称八髎。上髎，在第一骶后孔中；次髎，在第二骶后孔中；中髎，在第三骶后孔中，下髎，在第四骶后孔中。属足太阳膀胱经。

【操作】

涂上推拿乳，用小鱼际擦热八髎，称为擦八髎（图109）。用掌根按揉八髎30~50次，称为按揉八髎（图110）。

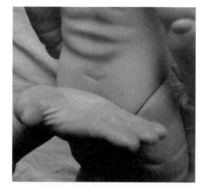

图109 擦八髎

【主治】

小便不利、遗尿、腰痛、便秘、腹泻、佝偻病、小儿麻痹后遗症等。

【临床应用】

擦八髎、按揉八髎能

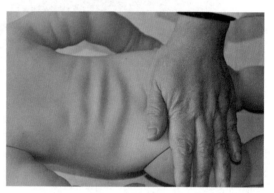

图110 按揉八髎

温阳益肾，通调二便。临床多与擦肾俞、命门、补肾经、按揉足三里、捏脊、揉外劳等方法同用。

19. 命门

【位置】

第2腰椎棘突下。属督脉。

【操作】

用拇指螺纹面按揉10~30次，称为按揉命门（图111）。涂上推拿乳,用小鱼际擦热该穴,称为擦命门（图107）。

【主治】

遗尿、泄泻、哮喘、水肿、腰脊强痛等。

【临床应用】

按揉或擦命门能补肾壮阳散寒,纳气止遗利水。临床常与两侧肾俞同时擦

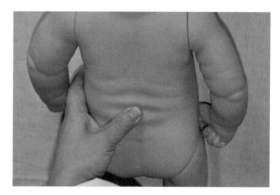

图 111　按揉命门

热以加强疗效,还可配合补肾经、擦八髎、擦涌泉、捏脊等方法。

20.脊柱

【位置】

大椎至尾骨端（长强）成一直线。

【操作】

用食、中二指面自上而下做直推100~300次,称推脊（图112）；用捏法自下而上称为捏脊（图113）。捏脊一般捏3~5遍,每捏三下再将背脊皮提一下,称为捏三提一法。在捏脊前先在背部轻轻推拿几遍,使肌肉放松。

【主治】

发热、惊风、夜啼、疳积、腹泻、呕吐、腹痛、便秘等。

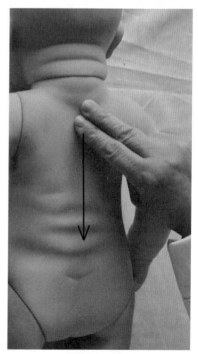

图 112　推脊

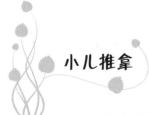

【临床应用】

（1）脊柱穴属督脉经，督脉贯脊属脑络肾，督率阳气，统摄真元。用捏脊法自下而上能调阴阳、理气血、和脏腑、通经络、培元气，具有强健身体的功能，是小儿保健常用的手法之一。临床上多与补

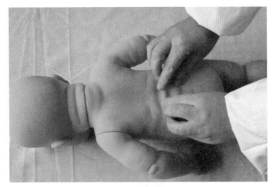

图113　捏脊

脾经、补肾经、推三关、摩腹、按揉足三里等配合应用，治疗先、后天不足的一些慢性病症，均有一定的效果。本法单用名捏脊疗法，不仅常用于小儿疳积、腹泻等病症，还可应用于成人失眠、肠胃不适、月经不调等病症。本法操作时亦旁及足太阳膀胱经脉，临床应用时可根据不同的病情，重提或按揉相应的背部俞穴，能加强疗效。

（2）推脊柱穴从上至下，能清热，多与清河水、退六腑、推涌泉等合用。

21．七节骨

【位置】

第4腰椎至尾骨端（长强）成一直线。

【操作】

用拇指桡侧面或食、中二指螺纹面自下或自上向下做直推，分别称为推上七节骨（图114）和推下七节骨（图115）。推100~300次。

【主治】

泄泻、便秘、脱肛、遗尿。

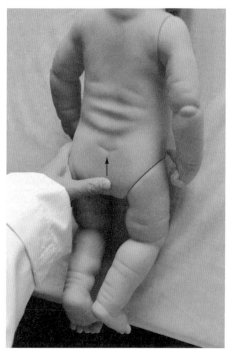
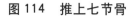
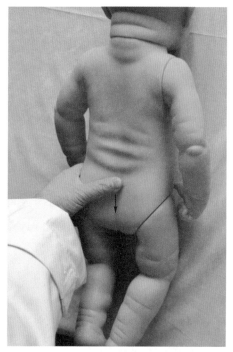

图 114   推上七节骨　　　　　　图 115   推下七节骨

【临床应用】

（1）推上七节骨能温阳止泻，多用于虚寒腹泻、久痢等症。临床上常与按揉百会、揉丹田等合用治疗气虚下陷的脱肛、遗尿等症。若属实热证，则不宜用本法，用后多令小儿腹胀或出现其他变症。

（2）推下七节骨能泻热通便，多用于肠热便秘或痢疾等症。若腹泻属虚寒者，不可用本法，恐防滑泄。

22. 龟尾

【位置】

尾骨端。

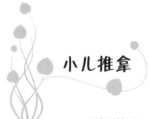
【操作】

拇指端或中指端揉100~300次，称揉龟尾（图116）。

【主治】

泄泻、便秘、脱肛、遗尿等。

【临床应用】

龟尾穴即督脉经之长强穴，揉之能通调督脉之经气，调理大肠的功能。该穴性平和，能止泻，也能通便。多与揉脐、推七节骨配合应用，以治腹泻，便秘等症。

23. 箕门

【位置】

大腿内侧，膝盖上缘至腹股沟成一直线。

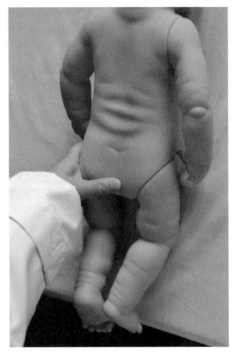

图116　揉龟尾

【操作】

用食、中二指自膝盖内上缘至腹股沟部做直推法，称推箕门（图117）。推100~300次。

【主治】

小便赤涩不利、尿闭、水泻等。

【临床应用】

推箕门性平和，有较好的利尿作用。用于尿潴留多与揉丹田、按揉三阴交等合用，用于小便赤涩不利多与清小肠等合用。

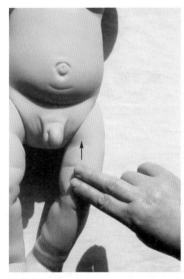

图 117　推箕门

24. 百虫

【位置】

膝上内侧肌肉丰厚处。

【操作】

用拇指螺纹面按揉百虫 20~30 次，称按百虫；或用拿法拿百虫 5~10 次，称拿百虫（图 118）。

【主治】

四肢抽搐，下肢痿癖。

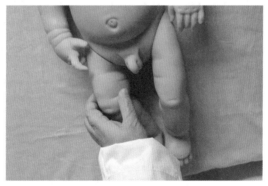

图 118　按百虫、拿百虫

【临床应用】

按、拿百虫能通经络，止抽搐，多用于下肢瘫痪及痹痛等症，常与拿委中、按揉足三里等合用。若用于惊风、抽搐，手法刺激宜重。

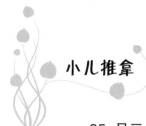

25. 足三里

【位置】

外膝眼下 3 寸，胫骨前嵴外 1 横指处。属足阳明胃经。

【操作】

用拇指罗纹面按揉该穴 30~50 次，称按揉足三里（图 119）。

【主治】

厌食、呕吐、疳积、胃痛、腹胀、腹痛、便秘、腹泻等。

【临床应用】

按揉足三里能健脾助运，和胃止痛，消食导滞。临床运用时多配合推脾经、推大肠、推小肠、按揉板门、按揉脾俞、按揉胃俞等方法。

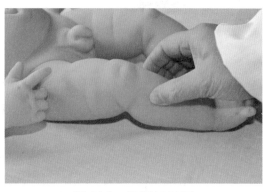

图 119　按揉足三里

26. 委中

【位置】

位于膝后 横纹中点处。属足太阳膀胱经。

【操作】

用拇指罗纹面按揉该穴 30~50 次，称按揉委中（图 120）。

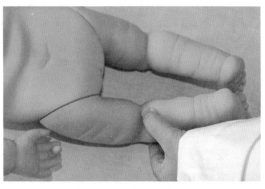

图 120　按揉委中

【主治】

惊风、脑瘫、下肢痿痹等。

【临床应用】

按揉委中能解痉镇痛，疏经通络。临床多与按揉承山、阳陵泉、一窝风等同用。

27.承山

【位置】

腓肠肌腹下陷中。属足太阳膀胱经。

【操作】

用拿法拿承山5次，称拿承山（图121）。

【主治】

腿痛转筋，下肢痿软等。

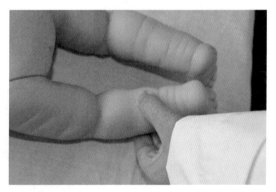

图121　拿承山

【临床应用】

拿承山能止抽搐、通经络，常与拿委中等配合治疗惊风抽搐、下肢痿软、腿痛转筋等。

28.前承山

【位置】

前腿胫骨旁，与后承山相对处。

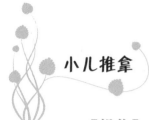
【操作】

用掐法掐前承山5次，称掐前承山；或按揉前承山30次，称按揉前承山（图122）。

【主治】

惊风、下肢抽搐等。

【临床应用】

掐揉本穴主治抽搐。

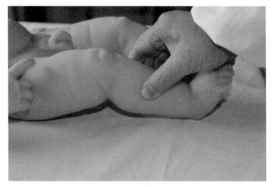

图122　按揉前承山

常与拿委中、按百虫、掐解溪等合用治疗角弓反张、下肢抽搐。

29.仆参

【位置】

足跟外踝下凹陷中。

【操作】

用拿法，称拿仆参；或用掐法称掐仆参（图123）。拿、掐5~10次。

【主治】

昏厥、惊风等。

【临床应用】

治小儿哮喘，上吐下

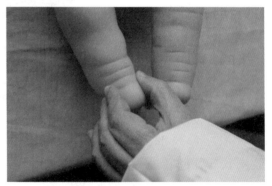

图123　拿、掐仆参

泻。用上推下掐法。古有记载小儿休克，以口咬此穴，可用于急救，这种方法又叫老虎吞食。

30. 涌泉

【位置】

足掌心前 1/3 与后 2/3 交界处。属足少阴肾经。

【操作】

用拇指罗纹面按揉该穴 30~50 次，称为按揉涌泉（图 124）；或用小鱼际擦足心至热（图 125）。

【主治】

惊风、发热、呕吐、腹泻、目赤肿痛等。

【临床应用】

按揉涌泉能止抽搐、止吐泻，多与按揉委中、人中，推脾经，推胃经，按揉板门等方法同用。擦涌泉能清热，多与清天河水、清心经、推脊、推六腑等同用。

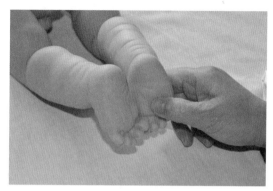

图 124　按揉涌泉

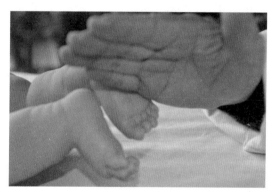

图 125　擦涌泉

第二章 小儿推拿常用手法

　　小儿推拿的手法是一种技巧和特殊的运动形式。要掌握好这种技术和运动形式，必须经过基本功的练习，做到熟练灵巧，才能运用自如，得心应手。手法的基本功是关系到小儿疾病尽快康复的关键。小儿推拿手法的基本要求是均匀、柔和、平稳着实，从而达到深透的目的。均匀，是指手法动作要有节律性，不能时快时慢，用力要轻重得当，要有轻有重。柔和，是指手法用力要灵活、缓和，中病即止，不可一味攻伐。平稳着实，是要求手法轻而不浮，重而不滞，通过均匀、柔和、平稳着实的操作，最后达到深透祛病的目的。

　　这里分单式手法和复式手法两个部分来介绍小儿推拿的常用手法。

第一节　单式手法

1．推法

　　推法通常分直推法、旋推法、分推法和合推法。

　　（1）直推法：用拇指桡侧缘或螺纹面，或食中指螺纹面从穴位上做单方向直线的推动，称为直推法（图126）。

　　①直推时，手握拳，伸直拇指或食中二指。

　　②肩、肘、腕关节放松，用拇指做直推法时主要靠拇指的内收和外展活动，用食、中指做推法时主要靠肘关节的屈伸活动。

　　③推时可根据需要用双手或一手，可向上、向下推动，但无论向何方向均要行似直线。

④推法用力较揉法轻，是在皮表进行操作，不要推挤皮下组织。

⑤推法的速度，每分钟在 250~300 次。

⑥直推法和其他几种推法，在施行时均应用指蘸取药物。蘸取药汁时要干湿得宜，过干过湿均为不宜。

直推法是小儿推拿常用的手法，常用于"线"状穴位，如开天门、推天柱骨、推大肠、推三关等等。直推法有向上（向心）为补、向下（离心）为清之说，但补清之说也不完全一致。

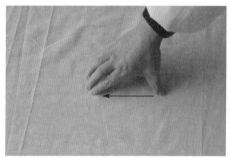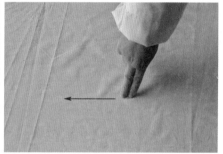

图 126　直推法

（2）旋推法：用右手拇指螺纹面在穴位上作顺时针方向的旋转推摩，称旋推法（图 127）。旋推法，犹如用单指作摩法，不得带动皮下组织。速度较直推法缓慢，约每分钟 200 次。推时仅靠拇指小幅度运动。旋推法主要用于手部"面状"穴位，如旋推脾经、肺经、肾经等。应用中一般以旋推为补。

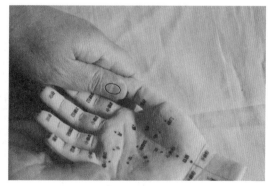

图 127　旋推法

（3）分推法：用双手拇指桡侧缘或螺纹面，或用双手食、中指螺纹面自穴位中间向两旁做分向推动，称分推法（图128）。向两旁分推时，动作应轻快，不要重推如抹法，也不要重按如捺法。向两旁分推时，既可横如

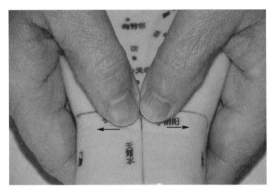

图128　分推法

直线，也可弯曲如弧线。向两旁分推如直线时速度加快，幅度较小，每分钟250~300次；分推如弧线时，则速度稍慢，幅度较大，约每分钟200次。本法轻快柔和，能分利气血，适用于坎宫、大横纹、璇玑、腹，因向左右分向推动，故而这几种操作又被称为分阴阳。

（4）合推法：用两拇指螺纹面自线状穴的两端向穴中推动合拢，称为合推法（图129），简称合法。此法运动方向与分推法相反。动作应轻快，不要重推如抹法，也不要重按如捺法。速度以每分钟200次为宜。本法能和阴阳、和气血。适用于大横纹、腕背横纹等线状穴。

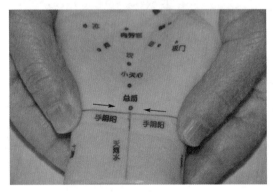

图129　合推法

2. 揉法

用手掌大鱼际、掌根部分或手指螺纹面部分，吸定于一定部位或穴位上，做轻柔回旋揉动，称为揉法（图 130）。用大鱼际或掌根部揉的称鱼际揉或掌揉法，用手指揉的称指揉法。指揉中仅用拇指或

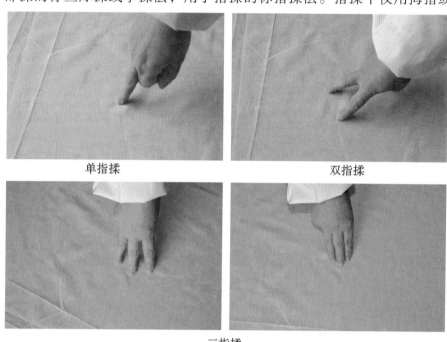

单指揉　　　　　　　　　　　　　　双指揉

三指揉

掌揉法

图 130　揉法

中指螺纹面者，称单指揉；用食、中二指同揉一处或分揉二穴者，称双指揉；用食、中、无名三指同揉一处或分揉三穴者，称为三指揉。操作时，手腕放松，以腕关节连动前臂一起做回旋活动。腕部活动幅度可逐步扩大，动作要轻柔。一般速度每分钟120~160次。本法轻柔缓和，刺激量小，适用于全身各部。常用于脘腹胀痛，胸闷胁痛，便秘及泄泻等肠胃道疾患，以及因外伤引起的红肿疼痛等症。具有宽胸理气，消积导滞，活血祛瘀，消肿止痛等作用。鱼际揉常用于面部，单指揉常用全身各部穴位，双指揉常用于乳根、乳旁、肺俞、胃俞、脾俞、肾俞（双）等，三指揉则用于脐及天枢等处。掌揉常用于脘腹，如揉中脘、揉脐。

3. 摩法

用手掌掌面或食、中、无名指指面附着于一定部位上，以腕关节连同前臂做环形的有节律的抚摩，称为摩法（图131）。操作时，肘关节微屈，腕部放松，指掌自然伸直。指掌着力部分要随着腕关节连同前臂做盘旋活动，用劲要自然。摩动时要缓和协调。每分钟速度120次左右。指摩稍轻快，掌摩稍重缓。本法刺激轻柔缓和，是胸腹、胁肋部常用手法。摩法用以治疗脘腹疼痛、食积胀满、气滞及胸胁迸伤等症，具有和中理气、消积导滞、调节肠胃蠕动的功能。应用时可配合推拿介质，如滑石粉、葱姜水、麻油等，以保护皮肤，加强疗效。

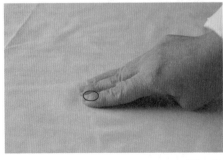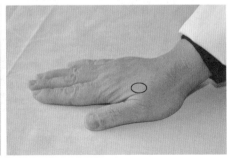

图131　摩法

4.捏法

拇、食、中指三手指捏拿肌肤，称捏法（图 132）。捏脊法是用拇指桡侧缘顶住皮肤，食、中二指前按，三指同时用力提拿肌肤，双手交替捻动向前推行，本法又称翻皮肤；或用食指屈曲，用食指中节桡侧缘顶住皮肤，拇指前按，二指同力提拿肌肤，双手交替捻动向前推行。捏拿肌肤不宜过多，但也不宜过少。过多则不易向前推动，过少则皮肤较痛且容易滑脱。捏拿时手法不宜过重，但也不宜过轻。过重则手法欠灵活，过轻则不易"得气"。捏拿时不要拧转肌肤。操作时，当先捏肌肤、次提拿、次捻动、次推动，动作当协调。捏法主要用于脊柱部，故称为捏脊，又因主治疳积，所以又称为捏积。因为该法具有强健身体和防治多种病证，因而作为一种疗法已被广泛应用。通常在应用时是由下向上而行，先捏脊 3 遍，第 4 遍时要行捏三提一法，即每捏 3 次，向上提拿 1 次。

在四肢部，可用拇指与其余四指相对用力拿捏穴位、经络或肌肉等（图 133）。

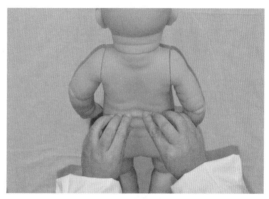

图 132　捏法

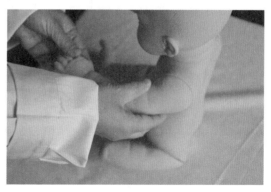

图 133　捏四肢

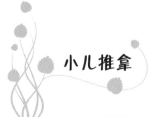
5.运法

用拇指螺纹面或中指螺纹面，由此穴向彼穴或在穴周做弧形或环形推动。因常用指进行推动，故又称指运法（图134）。作运法时，宜轻不宜重，是用指端在皮表进行，不带动皮下组织。运法宜缓不宜急，每分钟80~120次。运法有"向耳转为泻，向眼转为补"之说，如运太阳；有"左运止吐，右运止泻"之说，如运内劳宫；有"左运汗，右运凉"之说。

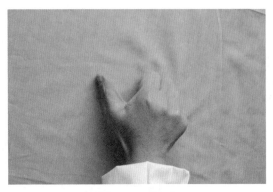

图134　运法

6.搓法

用双手的掌面挟住一定部分，相对用力做快速地搓、转或搓摩，并同时做上下往返移动，称为搓法（图135）。双手用力要对称，搓动要快，移动要慢。搓法用于上肢时，要使上肢随手法而略微转动；搓法用于腰背、胁肋时，主要是搓摩动作。搓法适用于腰背、胁肋及四肢部。搓法一般常作为推拿治疗的结束手法，具有调和气血、舒松脉络、放松肌肉的作用。

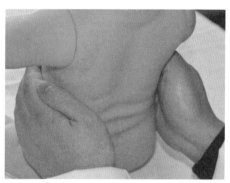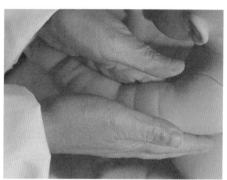

图 135　搓法

7. 拿法

用大拇指和食、中两指，或用大拇指和其余四指做对称地用力，提拿一定部位和穴位，进行一紧一松的拿捏，称为拿法（图 136）。拿法动作要缓和而有连贯性，不要断断续续，用劲要由轻到重，不可突然用力。拿法刺激较强，常配合其他手法使用于颈项、肩部和四肢等穴位。多用于治疗发汗解表、止惊定搐，如治疗风寒、感冒、惊风等等。常用的推拿法有拿肩井、拿风池、拿委中、拿承山等等。

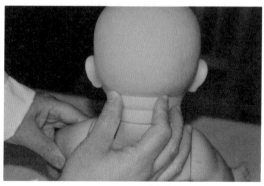

图 136　拿法

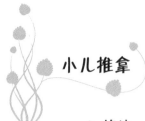
8. 掐法

用拇指指甲或拇、食指指甲按刺穴位，称掐法（图 137）。操作时，手握空拳，拇指伸直，紧贴于食指桡侧缘。用拇指指甲垂直用力按压重侧，不得抠动而掐破皮肤。掐法是强刺激手法之一，常用于点状穴位，为"以指代针"之法，如掐人中、掐十王、掐老龙。主要用于开窍镇惊息风，治疗惊风抽搐。应用时使小儿感应疼痛，大声哭叫即止。掐后常继用拇指揉法，以减缓不适。

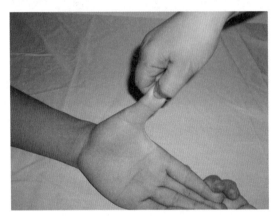

图 137　掐法

9. 一指禅推法

一指禅推法（图 138）是用大拇指指端、罗纹面或偏峰着力于一定的部位或穴位上，腕部放松，沉肩、垂肘、悬腕，肘关节略低于手腕，以肘部为支点，前臂做主动摆动，带动腕部摆动和拇指关节屈伸活动。腕部摆动时，尺侧要低于桡侧，使产生的"力"持续地作用于治疗部位上。压力、频率、摆动幅度要均匀，动作要灵活。手法频率每分钟120~160 次。操作时，手握空拳，上肢肌肉放松，拇指端自然着力，不可用蛮力下压，拇指要盖住拳眼。在拇指端或拇指罗纹面能吸定的基础上，再练习在腕部摆动时，拇指端做缓慢直线往返移动，即所谓紧推慢移。本法接触面积小，但深透度大，可适用于全身各部位的点状穴位。临床常用于头面、胸腹及四肢等处。对头痛、胃痛、腹痛及关节筋骨酸痛等疾患常用本法治疗。具有舒筋活络，调和营卫，祛瘀消积，健脾和胃的功能。

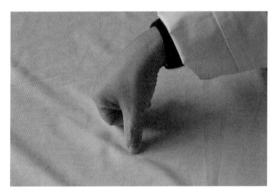

图 138　一指禅推法

10. 滚法

滚法（图 139）是由腕关节的伸屈运动和前臂的旋转运动复合而成。伸屈腕关节是以第二到第四掌指关节背侧为轴来完成的，前臂的旋转运动是以手背的尺侧为轴来完成。因此滚法的吸定点是上述两轴的交点，即小指掌指关节背侧，这点附着在一定部位，以肘部为支点，前臂做主动摆动，带动腕部做伸屈和前臂旋转的复合运动。手法吸定的部位要紧贴体表，不能拖动、辗动或跳动。压力、频率、摆动幅度要均匀，动作要协调而有节律。操作时要注意肩、臂尽可能放松，肘关节微屈约 120°。滚法压力大，接触面也较大，适用于肩背、腰臀及四肢等肌肉较丰厚的部位。对于脑瘫、小儿麻痹后遗症等引起的麻木不仁、肢体瘫痪、运动功能障碍等常用本法治疗。具有舒筋活血、滑利关节，缓解肌肉、韧带痉挛，增强肌肉、韧带活动能力，促进血液循环及消除肌肉疲劳等作用。

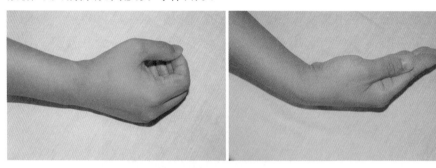

图 139　滚法

11. 按法

按法有指按法和掌按法两种。用拇指端或指腹按压体表，称指按法（图 140）。用单掌或双掌，也可用双掌重叠按压体表，称掌按法（图 141）。按法操作时着力部位要紧贴体表，不可移动，用力要由轻而重，不可用暴力猛然按压。按法在临床上常与揉法结合应用，组成"按揉"复合手法。指按法适用于全身各部穴位，掌按法常用于腰背和腹部。本法具有放松肌肉、开通闭塞、活血止痛的作用。腹泻、便秘、头痛、肢体酸痛麻木等病症常用本法治疗。

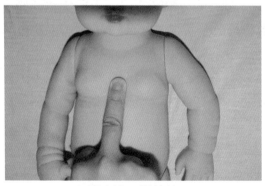

图 140　指按法

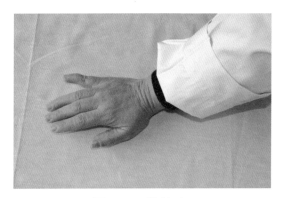

图 141　掌按法

12. 挤法

用两手拇指或食指同时将穴位周围的皮肤挟持并轻轻提起，再相对用力挤压穴位，以使穴位点处局部产生疼痛，称为挤法（图142）。操作时，挟持挤压，每穴重点，不超过 10 次。挤法适用于全身，多用于头部的太阳、印堂、风池等穴位，以及肩井、胸腹及背部，有疏风解表、发汗祛热、祛瘀散结等功效，感冒、头痛、暑热、呕吐、恶心，郁结瘀血可用本法治疗。

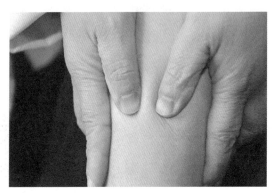

图 142　挤法

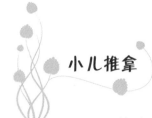
13. 捣法

用中指指端或食指、中指屈曲后的近侧指间关节突起部为着力点，在一定的穴位或部位上做有节律地点击，称为捣法（图143）。操作时，要以腕关节为活动中心，点击要有弹性。捣法适用于全身各部穴位，尤以手掌、脊背部为多，如捣小天心等，具有开导闭塞、祛寒止痛、镇惊安神的作用。常用于治疗惊风、发热、惊惕不安、四肢抽搐等症。

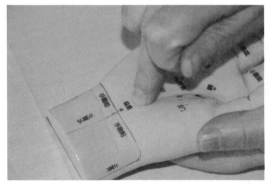

图143　捣法

14. 弹法

以一个或多个手指的指甲面快速、连续地弹击治疗部位或穴位，称为弹法（图144）。操作时即用指腹紧压住施术手指的指甲，使其指间关节做快速的屈伸运动时以指甲面迅速连续弹击治疗部位或穴位。弹击时用力要均匀，

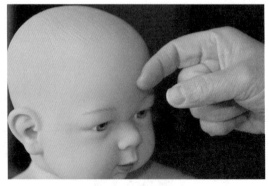

图144　弹法

频率每分钟 80~120 次。本法适用于全身各部，尤以头面、颈项、胸腹部最为常用，具有开窍醒脑、镇静安神、行气活血的作用，项强、头痛、喘咳、腹胀、腹泻、便秘等病症常用本法配合治疗。

15. 捻法

用拇、食指罗纹面捏住一定部位，两指相对作搓揉动作，称为捻法（图 145）。操作时动作要灵活、快速，用劲不可呆滞。本法一般适用于四肢小关节。具有理筋通络，滑利关节的作用，常配合其他手法治疗小儿麻痹后遗症、脑瘫等引起的指（趾）间关节的酸痛、肿胀或屈伸不利等症。

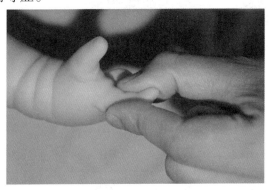

图 145　捻法

16. 拍法

操作时手指自然并拢，掌指关节微屈，平稳而有节奏地拍打患部，称为拍法（图 146）。拍法适用于背肩、腰臀及下肢部。对小儿麻痹后遗症、脑瘫等引起的局部感觉迟钝、

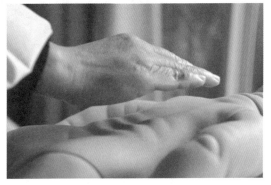

图 146　拍法

肌肉痉挛等症，常用本法配合其他手法治疗，具有舒筋通络、行气活血的作用。

17. 摇法

使关节做被动的环转活动，称摇法。小儿推拿中常用的有：

（1）肩关节摇法（图147）：用一手扶住患者肩部，另一手握住腕部或托住肘部，做环转摇动。

（2）颈项部摇法（图148）：用一手扶住患者头顶后部，另一手托住下颏，做左右环转摇动。

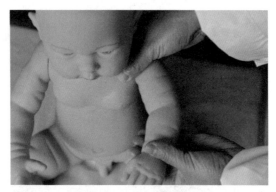

图 147　肩关节摇法

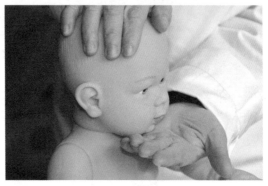

图 148　颈项摇法

（3）髋关节摇法（图149）：患者仰卧位，髋膝屈曲。医者一手托住患者足跟，另一手扶住膝部，作髋关节环转摇动。

（4）踝关节摇法（图150）：一手托住患者足跟，另一手握住大拇趾部，做踝关节环转摇动。

摇法动作要缓和，用力要稳，摇动方向及幅度须在患者生理许可范围内进行，由小到大。本法适用于四肢关节及颈项、腰部等。对关节强硬、屈伸不利等症，具有滑利关节、增强关节活动功能的作用。

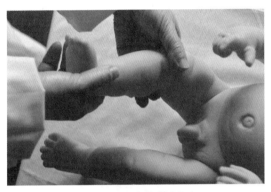

图 149　髋关节摇法

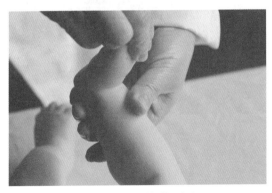

图 150　踝关节摇法

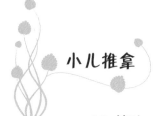

18. 擦法

　　用手掌的大鱼际、掌根或小鱼际附着在一定部位，进行直线来回摩擦，称为擦法（图 151）。擦法操作时腕关节伸直，使前臂与手接近相平。手指自然伸开，整个指掌要贴在患者体表的治疗部位，以肩关节为支点，上臂主动，带动手掌前后或上下往返移动，向掌下的压力不宜太大，但推动的幅度要大。本法操作时用力要稳，动作要均匀连续；呼吸自然，不可屏气。频率每分钟 100~120 次。本法是一种柔和温热的刺激，具有温经通络、行气活血、消肿止痛、健脾和胃等作用，尤以活血祛瘀的作用更显著。常用于治疗内脏虚损及气血功能失常的病症。掌擦法多用于胸胁及腹部；小鱼际擦法多用于肩背腰臀及下肢部；大鱼际擦法在胸腹、腰背、四肢等部均可运用。擦法使用时要注意：治疗部位要暴露，并涂适量的润滑油或配制药膏，既可防止擦破皮肤，又可通过药物的渗透加强疗效。

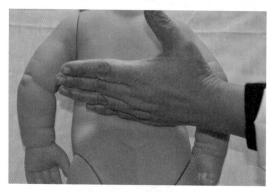

图 151　擦法

19. 抹法

用单手或双手拇指罗纹面紧贴皮肤，做上下或左右往返移动，称为抹法（图 152）。操作时用力要轻而不浮，重而不滞。本法常用于头面及颈项部。对感冒、头痛及颈项强痛等症常用本法作配合治疗。抹法有开窍镇静，醒脑明目等作用。

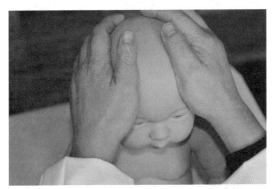

图 152　抹法

20. 刮法

用拇指桡侧面或食、中两指指面部蘸水或其他介质后，直接在体表一定部位或穴位上着力，做单方向的快速推动，称为刮法（图 153）。也可用牛角或勺子柄（图 154）蘸液刮，刺激更强。刮法属中等刺激手法，具有活血通络、祛风散寒、发汗解表、祛除暑湿的作用，感冒、暑热、呕吐、不思饮食等病症可用本法治疗。

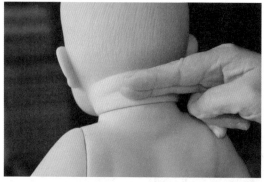

图 153　刮法

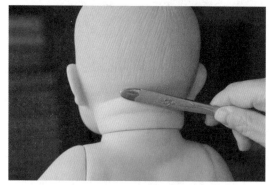

图 154　器具刮法

第二节　复式手法

1. 黄蜂入洞

【操作方法】

用食、中两指指端在两鼻孔下缘揉动 50~100 次（图 155）。

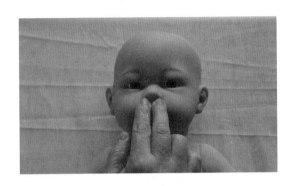

图 155　黄蜂入洞

【主治】

鼻塞不通，发热无汗。

【临床应用】

黄蜂入洞操作方法较为简单，单用揉法，但历代文献都作为复式操作法内容介绍。功能为开肺窍、通鼻息、发汗解表。临床常用于外感风寒的发热无汗及急慢性鼻炎的鼻塞、呼吸不畅等症状。

2. 按弦走搓摩

【操作方法】

操作者在小儿身后，用双掌在小儿两腋下胁肋处，自上而下搓摩50~100次，称为按弦走搓摩，又称按弦搓摩（图156）。

【主治】

胸闷、气促、咳嗽，积滞等症。

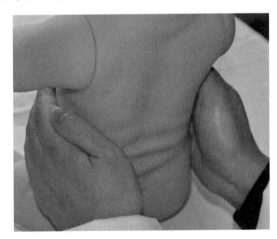

图 156　按弦走搓摩

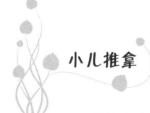

【临床应用】

本法功能为理气化痰，主要用于积痰积气引起的胸闷痞积、咳嗽气急、痰喘不利诸症。

3. 运水入土

【操作方法】

操作者左手拿住小儿四指，掌心向上，右手大指端由小儿小指根推运起，经过掌小横纹、小天心到大指根止。操作50~100次（图157）。

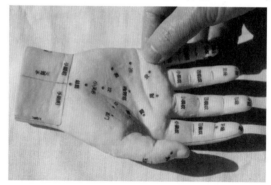

图157　运水入土

【主治】

泻痢、疳积、消化不良、便秘等。

【临床应用】

运水入土，功能健脾助运、润燥通便。常用于久病、虚证，如因脾胃虚弱引起的消化不良、食欲不振、便秘、疳积、泻痢等症。

4. 运土入水

【操作方法】

医者左手拿住小儿四指，掌心向上，右手大指端由小儿大指根推运起，经小天心、掌小横纹到小指根。操作50~100次（图158）。

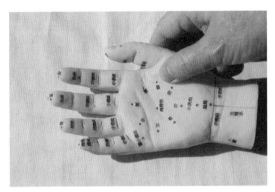

图 158　运土入水

【主治】

小便赤涩、频数、少腹胀满。

【临床应用】

运土入水，功能利尿、清湿热、滋补肾水。常用于新病、实证，如因湿热内蕴而见少腹胀满、小便频数、赤涩等。

5. 水底捞明月

【操作方法】

医者左手拿小儿四指，掌心向上，医者右手滴凉水于小儿内劳宫处，用中指端蘸水由小指根推运起，经掌小横纹、坎宫至内劳宫，边推运边吹凉气，50~100 次（图 159）。

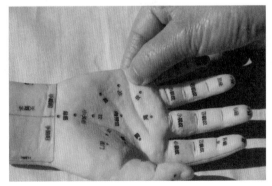

图 159　水底捞明月

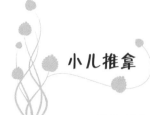

【主治】

高热、烦躁、神昏谵语。

【临床应用】

水底捞明月，水底穴在小指根，明月是指手心内劳宫。此法大寒大凉，功能清热凉血、宁心除烦，临床上主治高热大热，对于高热烦躁、神昏谵语，属于邪入营血的各类高热实证，尤为适宜。

6. 打马过天河

【操作方法】

运内劳后用右手食、中二指指面蘸凉水，由总筋穴起，弹打至洪池（曲泽穴），边弹边打吹凉气，称打马过天河（图160）。操作10~20遍。

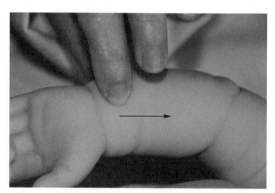

图160　打马过天河

【主治】

高热、神昏等。

【临床应用】

打马过天河，性凉大寒，主治一切实热证。多配合退六腑、推脊、拿风池等方法同用。

7. 二龙戏珠

【操作方法】

以右手拿小儿食指、无名指端，左手按捏阴穴、阳穴，往上按捏及曲池，寒证重按阳穴，热证重按阴穴，最后左手捏拿阴穴、阳穴处，右手拿捏小儿食指、无名指并摇动之（图 161）。

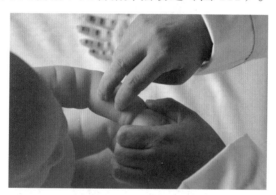

图 161　二龙戏珠

【主治】

寒热不和、惊风、抽搐等。

【临床应用】

本法性温，能温和表里、平惊止搐。治疗发热、恶寒，多与开天门、运太阳、按揉高骨、拿风池、拿合谷、推脊等方法配合运用；治疗惊风、抽搐，多配合清肝经、清心经、掐揉人中等方法。

8. 双龙摆尾

【操作方法】

左手托小儿肘肘处，右手拿小儿食、小二指，往下扯摇 20 下（图162）。

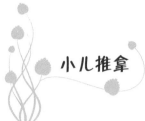

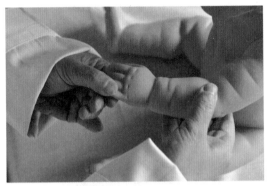

图162 双龙摆尾

【主治】

便秘、肠梗阻、尿少、尿潴留等。

【临床应用】

本法能开通闭结，主要用于治疗二便闭结。治疗便秘、肠梗阻，可配合补脾土、清大肠、摩腹、揉脐、揉龟尾、推下七节骨等方法；治疗尿少、尿潴留，多配合补肺经、补肾经、推箕门、擦八髎等方法。

9. 苍龙摆尾

【操作方法】

右手拿小儿食、中、无名三指，左手自总经至肘肘来回搓揉几遍后，拿住肘肘处，右手持小儿三指摇动10~20次（图163）。

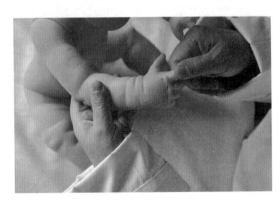

图163 苍龙摆尾

【主治】

发热、咳嗽、胸闷等。

【临床应用】

本法能宽胸理气、清热止咳。多与清肺经、推脊、揉天突、分推膻中等方法配合运用。

10. 龙入虎口

【操作方法】

左手托小儿掌背，右手叉入虎口，用大拇指或推或揉小儿板门处 50~100 次（图 164）。

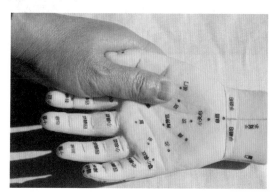

图 164　龙入虎口

【主治】

发热、吐泻等。

【临床应用】

本法性温，能祛风解表，健脾和胃。治疗感冒、发热，多配合开天门、运太阳、拿风池、清肺经等方法；治疗呕吐、腹泻，多配合清补脾土、推胃经、推膻中、摩腹、推七节骨等方法，以加强疗效。

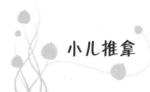
11. 老虎吞食

【操作方法】

在小儿足跟仆参（昆仑穴直下，赤白肉际处）或昆仑（外踝高点与跟腱之间凹陷处）处，隔绢帕咬 3~5 次（图 165）。

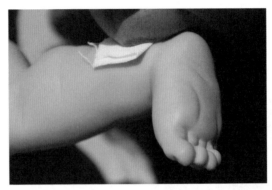

图 165　老虎吞食

【主治】

昏厥、惊风、抽搐等。

【临床应用】

本法能开窍镇惊。多配合清肝经、清心经、掐揉人中、拿承山等方法，以提高疗效。

12. 双凤展翅

【操作方法】

用双手食、中指夹住小儿两耳向上提几次后，再掐按眉心、太阳、耳门、牙关、人中等穴，每穴 5~10 次（图 166）。

【主治】

风寒咳嗽。

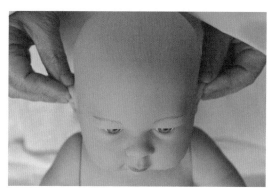

图 166　双凤展翅

【临床应用】

本法可以温肺经、祛风寒、止咳嗽。多配合清肺经、推三关、推膻中、按揉肺俞、开天门、运太阳等方法，以增强疗效。

13.凤凰展翅

【操作方法】

双手握住小儿腕部，两手大拇指指端分别按捏腕部阴穴、阳穴20~30之后，左手拿肘肘处，右手握小儿腕部，向下摆动几次后再向外向上摇动 10 次（图 167）。

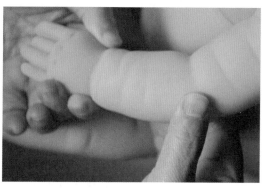

图 167　凤凰展翅

【主治】

一切寒证。

【临床应用】

本法性温,能温阳散寒。多配合推三关、擦肾俞、命门、擦涌泉等方法,以加强疗效。

14.凤凰单展翅

【操作方法】

用左手拿捏小儿腕部内、外一窝风处,右手拿捏内、外劳宫处并摇动腕关节,持续1~2分钟(图168)。

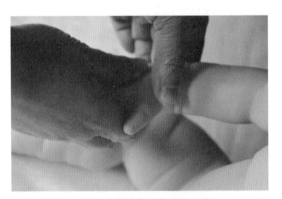

图168　凤凰单展翅

【主治】

虚热证、寒痰。

【临床应用】

本法滋阴清热、顺气化痰。多配合补肾经、清天河水、擦涌泉、按揉天突等方法,以增强疗效。

15.凤凰鼓翅

【操作方法】

左手托住小儿肘部，右手握住其拇指、食指，分别按掐小儿腕部桡骨、尺骨头前凹陷处，并同时摇动肘关节30~50次（图169）。

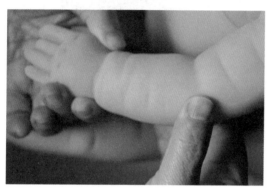

图169　凤凰鼓翅

【主治】

疳积、佝偻病、痰鸣、昏厥等。

【临床应用】

本法能和气血、健脾胃、助消化、化痰阴、醒脑窍。配合补脾土、龙入虎口、摩腹、捏脊等方法，以治疗疳积、佝偻病、营养不良等症；配合推肺经、推肾经、按揉肺俞、天突等方法，以治疗痰鸣、咳嗽等症；配合掐揉人中、印堂等方法以开窍醒脑。

16.赤凤摇头

【操作方法】

左手捏小儿肘肘处，右手依次拿小儿五指摇动各20~30次，然后摇肘30~50次（图170）。

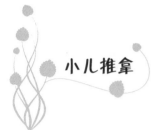

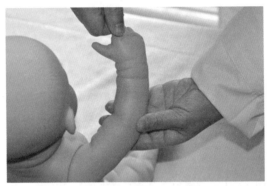

图 170　赤凤摇头

【主治】

上肢麻木、惊风、抽搐等。

【临床应用】

本法可以通关顺气。多配合清肝经、清心经、按揉印堂、拿曲池等方法，以加强疗效。

17.丹凤摇尾

【操作方法】

左手拇、食二指按捏小儿内、外劳宫处，右手先掐中指端，然后拿中指摇动（图 171）。

【主治】

惊风、夜啼等。

【临床应用】

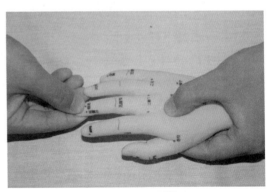

图 171　丹凤摇尾

本法能镇惊安神。多配合清肝经、清心经、掐揉小天心、掐揉总经等方法，以增强疗效。

18. 孤雁游飞

【操作方法】

右手大指自小儿脾经推起，经胃经、三关、六腑、劳宫等穴，转至脾经止（图172）。操作5~10遍。

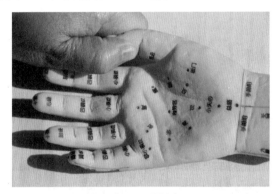

图172　丹凤摇尾

【主治】

疳积、佝偻病、营养不良、虚胀等。

【临床应用】

本法能和气血、健脾胃。配合补脾土、龙入虎口、摩腹、捏脊等方法，以提高疗效。

19. 猿猴摘果

【操作方法】

用两手捏螺蛳骨（腕背横纹尺侧）上皮，一扯一放，反复多次（图173）。

【主治】

食积、寒痰、发热恶

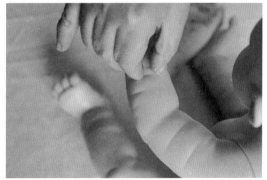

图173　猿猴摘果

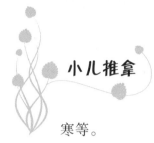

寒等。

【临床应用】

本法性温，可以化寒痰、健脾胃。治疗食积，多与推脾土、按揉板门、摩腹、按揉脾俞、胃俞、足三里等方法同用；治疗寒痰、咳嗽，多配合推肺经、掐揉掌小横纹、揉天突、按揉肺俞等方法；解表，多配合开天门、运太阳、拿风池、推天柱骨、拿肩井、拿合谷等方法。

20. 飞经走气

【操作方法】

用右手拿住小儿手指，左手指从曲池弹击至总经，反复几遍后，拿住阴阳，右手屈伸摆动小儿四指几次（图174）。

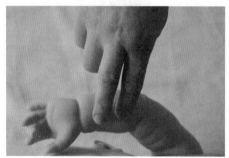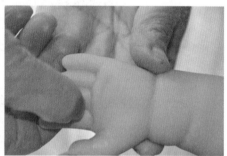

图174　飞经走气

【主治】

痰鸣、气逆。

【临床应用】

本法性温，功能行气。多配合开璇玑、推下膻中、揉天突、按揉肺俞等方法，以加强疗效。

21. 肘肘走气

【操作方法】

一手拿小儿手摇动，另一手拿小儿肘肘，运摇关节，即为肘肘走气，也称运肘肘（图175）。

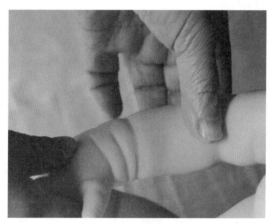

图175　肘肘走气

【主治】

腹胀、疳积、厌食等。

【临床应用】

本法能行气导滞、健脾和胃。可配合补脾土、补大肠、按揉板门、摩腹、掐揉四横纹、捏脊等方法，以加强疗效。

22. 黄蜂出洞

【操作方法】

先掐内劳宫、总经各10次，再分阴阳30次，然后以两大指在总筋穴处一撮一上至内关处，最后掐中指根部和小天心各10次（图176）。

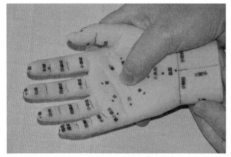

掐内劳 10 次

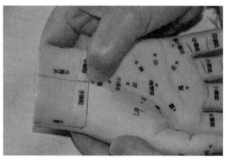

掐总经 10 次

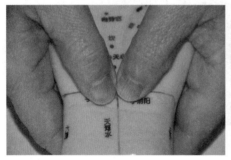

分阴阳 30 次

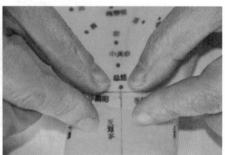

提捏总经至内关

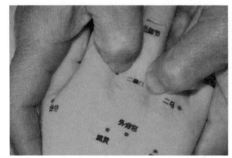

掐捏中指根 10 次

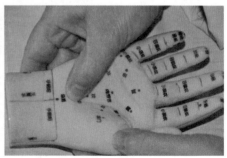

掐小天心 10 次

图 176　黄蜂出洞

【主治】

发热无汗。

【临床应用】

本法是清热、发汗的常用方法之一。临床运用时可配合拿风池、掐揉二扇门、拿肩井、推脊等方法，以增强发汗的效果。

23. 天门入虎口

【操作方法】

用大指螺纹面自命关处（掌面，食指远端指间关节横纹处）推向虎口后，再用大指端掐揉虎口。重复操作 10~20 次（图 177）。

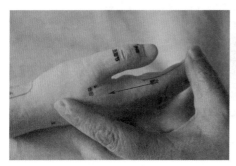

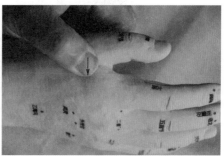

推大肠至虎口　　　　　　　　掐揉虎口

图 177　天门入虎口

【主治】

脾胃虚弱，气血不和。

【临床应用】

本法功能为顺气生血，健脾消食。多配合补脾土、摩腹、揉脐、掐揉四横纹、揉板门、按揉足三里等方法，以加强疗效。

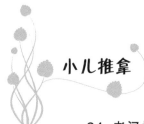
24. 老汉扳缯

【操作方法】

左手大指掐住小儿大指根处，右手掐捏脾经穴并摇动小儿大指（图 178）。

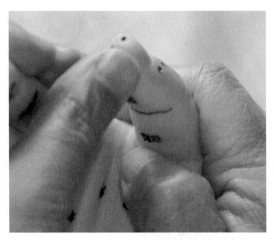

图 178　老汉扳缯

【主治】

食积、腹胀、消化不良等。

【临床应用】

本法功能健脾消食。多配合补脾土、摩腹、揉脐、掐揉四横纹、揉板门、按揉脾俞、胃俞等方法，以加强疗效。

25. 揉耳摇头

【操作方法】

双手捻揉小儿两耳垂后，再捧儿头摇之（图 179）。

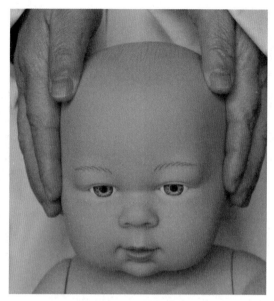

图 179　揉耳摇头

【主治】

惊风、夜啼等。

【临床应用】

本法能调和气血，镇惊安神。多与清肝经、清心经、掐精宁、掐揉小天心等方法配合使用。

26．开璇玑

【操作方法】

自璇玑穴始，沿胸肋间自上而下向两旁分推，再从剑突下向下直推至脐，然后摩脐，最后从脐向下直推小腹。操作 3~5 遍（图 180）。

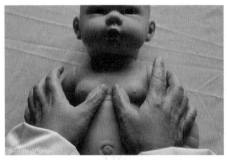
分推膻中

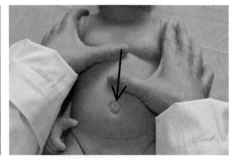
直推剑突下至脐

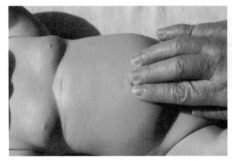
摩脐

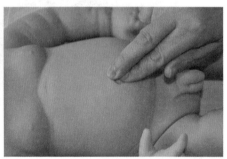
直推脐至小腹

图 180　开璇玑

【主治】

气急、痰闭、吐泻、惊风。

【临床应用】

本法具有开胸导痰、消食和胃、清热镇惊等作用。治疗气急、痰闭，多配合推肺经、补肾经、揉天突、按揉肺俞、定喘等方法；治疗吐泻，多与推脾土、推大肠、揉板门、摩腹、推七节骨等方法同用；治疗惊风，多配合清肝经、清心经、按揉印堂、掐揉威灵等方法。

27. 摩腹揉脐龟尾七节

【操作方法】

摩腹（顺时针或逆时针）5 分钟、揉脐 300 次、揉龟尾 300 次、推上七节骨或推下七节骨 300 次（图 181）。

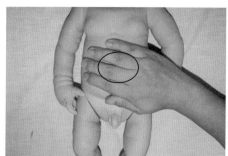 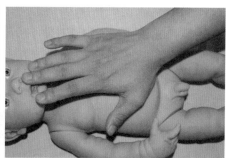

摩腹　　　　　　　　　　　　　揉脐

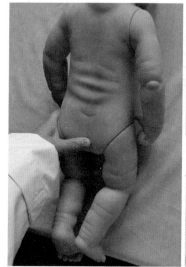 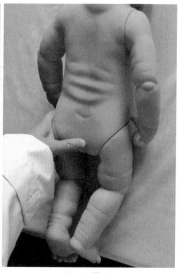

揉龟尾　　　　　　　　　　　　推七节骨

图 181　摩腹揉脐龟尾七节

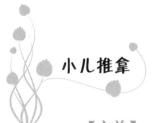

【主治】

腹泻、便秘等。

【临床应用】

本方法能涩肠止泻，或调肠通便，可用于治疗多种胃肠道疾病。治疗腹泻，应逆时针摩腹、推上七节骨，可配合补脾土、清大肠、捏脊等方法；治疗便秘，应顺时针摩腹、推下七节骨，可配合清脾经、清大肠、按揉膊阳池等方法。

28. 总收法

【操作方法】

治疗结束前，用左手拇指或食、中指按揉小儿肩井穴部，右手拿住其同侧手指，曲伸肘腕并摇动其上肢。动作协调连贯，用力均匀，和缓（图182）。

【主治】

久病体虚等。

图182　总收法

【临床应用】

本法为复式手法，多用于小儿推拿结束时，具有温经散寒、疏通气血、调节整体机能的作用。久病体虚，气血先调、上肢痹痛亦可用此法治疗。

附：小儿推拿操作法作用分类

解表类　开天门，推坎宫、运太阳，揉耳后高骨，拿风池，推天柱骨，揉迎香，拿肩井，推三关，清天河水，掐揉二扇门，拿曲池，拿合谷，黄蜂入洞等。

清热类　清肝经，清心经，清大肠，清胃经，清天河水，退六腑，掐揉小天心，掐揉内劳宫，揉板门，掐四横纹，推小横纹，揉掌小横纹，揉肾纹，推脊，揉涌泉，掐十宣，打马过天河，水底捞明月等。

补益类　补脾经，补心经，补肺经，补肾经，补大肠，补小肠，揉二马，揉丹田，揉肾俞，推三关，摩腹，揉脐，捏脊，掐揉足三里，揉肺俞，揉脾俞，擦涌泉等。

温阳散寒类　掐揉二扇门，掐揉一窝风，揉外劳宫，揉脐，推三关，揉丹田，揉二马等。

开胸理气、化痰止咳类　推膻中，揉乳根，揉乳旁，揉肺俞，清肺经，顺运内八卦，揉天突，按弦走搓摩，揉掌小横纹，开璇玑等。

镇惊安神类　开天门，推坎宫，掐山根，掐印堂，掐揉百会，揉小天心，掐揉五指节，清肝经，清心经，按揉安眠等。

止抽搐类　按牙关，掐承浆，拿百虫，按拿委中，拿前承山，拿承山，拿曲池，拿合谷，拿风池等。

消食化滞类　清补脾经，揉板门，龙入虎口，运八卦，分阴阳，揉中脘，分腹阴阳，摩腹，揉脐，按揉足三里，按揉脾俞，按揉胃俞等。

止泻类　补脾土，补大肠，板门推向横纹，推上后承山，掐左端正，揉龟尾，推上七节骨，捏脊，逆时针摩腹，揉脐，揉天枢，拿肚角，掐揉足三里，揉涌泉，捏脊等。

止呕吐类　分腹阴阳，推天柱，逆运内八卦，横纹推向板门，清

胃经，搓摩两胁等。

止腹痛类　拿肚角，掐揉一窝风，拿后承山，按揉肾俞等。

利小便类　推按丹田，推箕门，清小肠，揉小天心，清肾经，揉膊阳池，掐承浆等。

通大便类　清大肠，掐揉膊阳池，向下推按后承山，顺时针摩腹，揉脐，推下七节骨，揉龟尾，运八卦等。

固表止汗类　揉肾顶，运太阳（补）等。

醒神开窍类　掐按印堂，开天门，掐人中，掐十宣，掐二扇门，掐威灵，掐精宁，掐老龙等。

第 3 篇

巧手一推百病消

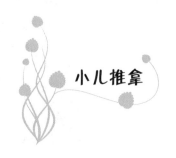

第一节 感　冒

感冒是小儿时期常见的外感性疾病之一，临床以发热恶寒、头痛鼻塞、流涕咳嗽、打喷嚏为特征。感冒又称伤风，可分为两种，普通感冒为感受风邪所致，一般病邪轻浅，以肺系症状为主，不造成流行；时行感冒为感受时邪病毒所致，病邪较重，具有流行特征。

本病发病率占儿科疾病首位，除了4~5个月以内小儿较少发病外，可发生于任何年龄的小儿。本病一年四季均可发病，以冬春多见，在季节变换、气候骤变时发病率高。小儿患感冒，因其生理病理特点，易于出现夹痰、夹滞、夹惊的兼夹证。

西医学将感冒分为普通感冒和流行性感冒，后者即相当于中医学的时行感冒。

【病因病机】

小儿感冒的病因有外感因素和正虚因素。主要病因为感受外邪，以风邪为主，常兼杂寒、热、暑、湿、燥等，亦有感受时行疫毒所致。外邪侵犯人体，是否发病，还与正气强弱有关，当小儿卫外功能减弱时遭遇外邪侵袭，则易于感邪发病。

感冒的病变脏腑在肺，随病情变化，可累及肝脾；外邪经口鼻或皮毛侵犯肺卫。肺司呼吸，外合皮毛，主腠理开合，开窍于鼻。皮毛开合失司，卫阳被遏，故恶寒发热，头痛身痛。咽喉为肺之门户，外邪上受，可见鼻塞流涕，咽喉红肿；肺失清肃，则见喷嚏咳嗽。风为百病之长，风邪常兼夹寒、热、暑、湿等病因为患，病理演变上可见兼夹热邪的风热证、兼夹寒邪的风寒证及兼夹暑湿的湿困中焦等证。

肺脏受邪，失于清肃，津液凝聚为痰，壅结咽喉，阻于气道，加剧咳嗽，此即感冒夹痰。小儿脾常不足，感受外邪后往往影响中焦气机，减弱运化功能，致乳食停积不化，阻滞中焦，出现脘腹胀满、不思乳食，或伴呕吐、泄泻，此即感冒夹滞。小儿神气怯弱，感邪之后热扰肝经，易导致心神不宁，生痰动风，出现一时性惊厥，此即感冒夹惊。

体禀不足，卫外功能不固的小儿，稍有不慎则感受外邪，久之肺脾气虚、营卫不和，或肺阴不足，更易反复感邪，屡作感冒、咳嗽、肺炎等病症，称为反复呼吸道感染儿。

【诊断要点】

（1）发热恶寒、鼻塞流涕、喷嚏等症为主，多兼咳嗽，可伴呕吐、腹泻，或发生高热惊厥。

（2）四时均有，多见于冬春，常因气候骤变、寒热失调而发病。

（3）全身症状较重，成流行趋势者，为流行性感冒。

（4）每月反复感冒两次以上者，多见于虚证感冒。

（5）外周血象：血白细胞总数正常或减少，中性粒细胞减少，淋巴细胞相对增多，单核细胞增加。

临床须与肺炎喘嗽相鉴别：肺炎喘嗽初起可见恶寒、发热、鼻塞流涕、咽红、咳嗽等类似感冒的证候，发热较高，伴气急痰喘、鼻翼扇动。两肺听诊可闻细湿啰音，胸透见斑片状阴影。

感冒还应与麻疹、水痘及奶麻相鉴别：初起都有发热、咳嗽等症状。麻疹眼泪汪汪，口颊黏膜充血，有柯氏斑；水痘皮肤有斑疹、丘疹、疱疹；奶麻则发热 2~3 天，热退疹出而愈。

【中医辨证】

1. 主证

（1）风寒感冒：恶寒发热，无汗，头痛，鼻塞流涕，喷嚏，咳嗽，喉痒，舌偏淡，苔薄白，脉浮紧。

（2）风热感冒：发热重，恶风，有汗或无汗，头痛，鼻塞流脓涕，喷嚏，咳嗽，痰黄黏，咽红或肿，口干而渴，舌质红，苔薄白或黄，脉浮数。

（3）暑湿感冒：发热无汗，头痛鼻塞，身重困倦，咳嗽不剧，胸闷泛恶，食欲不振，或有呕吐泄泻，舌质红，苔黄腻，脉数。

（4）时行感冒：全身症状较重，壮热嗜睡，汗出热不解，目赤咽红，肌肉酸痛，或有恶心呕吐，或见疹点散布，舌红苔黄，脉数。

2. 兼证

（1）夹痰：感冒兼见咳嗽较剧，咳声重浊，喉中痰鸣，苔滑腻，脉浮数而滑。

（2）夹滞：感冒兼见脘腹胀满，不思饮食，呕吐酸腐，口气秽浊，大便酸臭，或腹痛泄泻，或大便秘结，舌苔垢腻，脉滑。

（3）夹惊：兼见惊惕啼叫，夜卧不安，磨牙，甚则惊厥抽风，舌尖红，脉弦。

【小儿推拿】

1. 治疗原则

疏风解表。体质虚弱者不宜过于发表，应采用扶正解表法。反复呼吸道感染小儿，应在感冒之后及时调理，改善体质，增强免疫力。

2. 基本方

开天门50次，推坎宫50次，运太阳50次，揉耳后高骨30次，推三关100次，清天河水200次。

3. 随症加减

（1）外感风寒，应疏风散寒，加推三关至300次，加揉二扇门100次，清肺经200次，黄蜂入洞100次，按揉迎香30次，拿风池10次，拿合谷10次。

（2）外感风热，应疏风清热，加退六腑 300 次，推脊 100 次，清肺经 300 次，掐总经 50 次，揉板门 100 次，肘肘走气 100 次，拿肩井 20 次。

（3）暑热者，应化暑清热，加退六腑 500 次，水底捞明月 100 次，推脊 100 次，补肺经 200 次，揉上马 100 次。

（4）时行感冒：应泻热解毒，加退六腑至 500 次，水底捞明月 200 次，打马过天河 100 次，推脊 200 次，清补肺经各 200 次。

（5）夹痰者，宜化痰除湿，加揉乳旁 50 次，推上膻中 100 次，揉天突 100 次。

（6）夹食积者,宜消食化积,加清补脾土各 200 次,揉板门 100 次,摩腹 5 分钟，推下七节骨 100 次。

（7）夹惊者，宜清心定惊，加掐揉小天心 50 次，清心经 200 次。

（8）小儿平素体质虚弱者，应扶正固表，加捏脊 3~5 遍，摩丹田 5 分钟。

小儿推拿可每天 1~2 次，推拿后以微汗出，自觉舒适为宜，切勿发汗太过。每次推拿后宜覆被保温，避免再感风寒。

【预防护理】

（1）注意体格锻炼，多做户外活动，增强体质。

（2）注意随气候变化增减衣服，尤其气温骤变时。勿长期衣着过暖。

（3）冬春感冒流行时，少去公共场所，避免感染。

（4）患病期间，多饮开水，给予易消化食物。高热小儿及时物理降温。做好口腔护理。

第二节　发　热

发热是指体温超过了正常范围，常为许多疾病的伴随症状。由于小

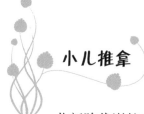

儿新陈代谢较高、体温调节中枢发育不完善，故其体温比成年人略高。

小儿的正常体温不是指某一温度，而是一个范围值。一般小儿正常肛温为36.9~37.5℃，肛温比口温约高0.5℃，腋温比口腔约低0.5℃。小儿体温一般以肛温为宜。

小儿的正常体温，一昼夜之间有一定的生理波动，下午比早晨稍高。小儿进食后、哭闹、活动、衣被过厚、室温过高等均可使体温暂时升高，这些都属正常。

如果小儿在卧床休息时，所测得的肛温超过了37.5℃，则应该认为是发热了。

【病因病机】

（1）外感发热：小儿形体稚弱，抗邪能力较差，加之冷热不知调节，家长养护不当，易为风寒、风热外邪所侵袭，邪气侵袭肌表，卫外之阳被郁，邪证相争，故而发热。

（2）阴虚发热：小儿体质素弱，先天不足；或后天营养失调，或久病耗伤阴液，导致肺肾不足，阴液亏损，阴虚阳盛引起发热。

（3）肺胃实热：外感误治或乳食内伤，导致肺胃壅实，郁而发热。

（4）气虚发热：劳倦过度、饮食失调，或久病耗伤正气，以致中气不足，阴火内生而致发热。

现代医学认为发热是由于各种病因引起产热过多或散热障碍所致。按其病因可分为感染性、非感染性及变态反应三类。

【诊断要点】

（1）感染性发热：急性传染性疾病早期、各系统急性感染性疾病都会引起发热，属于感染性疾病所致发热。

（2）非感染性发热：暑热症、新生儿脱水热、颅内损伤、惊厥及癫痫大发作等引起的发热，属于非感染性疾病所致发热。

（3）变态反应所致发热：过敏、异体血清、疫苗接种反应、输液、输血反应等引起的发热，属于变态反应所致发热。

发热可存在于上述各类疾病中，根据具体病症的相关临床表现，仔细检查，应该不难诊断。

当体温达 39.5℃（肛温）以上时，小儿可出现烦躁不安、呼吸急促、鼻翼扇动、环唇发绀、惊跳抽搐或精神萎靡、神昏谵语、疲乏无力、不思饮食，要防止惊风抽搐！

【中医辨证】

（1）外感风寒：恶寒，发热，无汗，头痛，鼻塞，流清涕，咳嗽，痰清稀，苔薄白，脉浮。

（2）外感风热：发热，头痛，少汗，鼻塞，流浊涕，咳嗽，痰黄稠，咽喉红肿疼痛，口干，舌质红，苔薄黄，脉浮数。

（3）肺胃实热：发热，口渴，气息喘急，面赤唇红，口鼻干燥，大便秘结，小便短赤，舌质红，苔黄燥，脉数实。

（4）阴虚内热：低热或午后潮热，自汗盗汗，五心烦热，口唇干燥，易怒，食欲减退，形体消瘦，舌红苔剥，脉细数。

（5）气虚发热：劳累后发热，低热，语声低微，懒言乏力，动辄汗出，食欲不振，形体消瘦；或食后即泻，舌质淡，苔薄白，脉虚弱或沉细无力，指纹色淡。

【小儿推拿】

1. 治疗原则

外感发热，宜解表清热；肺胃实热，宜宣肺清热；阴虚发热，宜补益肺肾。

2. 基本方

清天河水 300~500 次，推三关 100 次，退六腑 300 次，运内八卦 300 次，揉外劳宫 300 次，分阴阳 300 次，清肺经 300 次，按揉

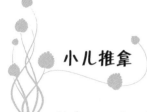

肺俞 100 次，推天柱骨 100 次。

3. 辨证加减

（1）外感风寒，加开天门 100 次，推坎宫 100 次，揉太阳 100 次，推三关 300 次，掐揉二扇门 50 次，补肾经 100 次，补脾土 100 次，拿风池 10 次、拿肩井 10 次。

（2）感风热，加推攒竹 100 次，推坎宫 100 次，运太阳 100 次，按揉耳后高骨 100 次，推脊 100 次，依次掐揉四横纹穴，每处 30 次。

（3）肺胃实热，加清胃经 300 次、清大肠 200 次、水底捞明月 200 次、揉天枢 100 次，顺摩脐周 600 次，掐揉足三里 50 次，推下七节骨 100 次。

（4）阴虚发热，加补脾经 300 次，清肝经 200 次，清心经 100 次；补小肠 200 次，补肺经 300 次，补肾经 400 次，揉内劳宫 50 次，揉二人上马 300 次，按揉足三里 50 次。

（5）气虚发热，加补脾经 400 次，补大肠 200 次，揉板门 300 次，捏脊 3~5 遍，按揉足三里 50 次。

推拿治疗小儿发热，每天 2 次；高热不退者，应增加推拿次数，并配合药物治疗。

【预防护理】

（1）小儿在发热期间，其饮食要富于营养，易于消化。多吃水果，尤其是西瓜。

（2）鼓励饮水，保持小便畅通，以利于泄热。

（3）衣着要凉爽，切忌为小儿过多添加衣服。以既不受凉又能保持皮肤干爽为宜。

（4）居室要保证空气流通。即使室内有空调或暖气，也不宜门窗紧闭。

（5）平时要鼓励小儿积极进行体育锻炼，增强体质。

第三节　咳　嗽

凡因感受外邪或脏腑功能失调，影响肺的正常宣肃功能，造成肺气上逆作咳，咳吐痰涎的，即称"咳嗽"。有声无痰谓之咳，有痰无声谓之嗽，一般统称为咳嗽。本证相当于西医学所称的气管炎、支气管炎。传统中医关于本证的认识较为全面，从临床症状、病机、治则到方药均有详细记载。目前咳嗽在临床上发病率较高，冬春季节及寒温不调之时尤为多见，多发生于幼儿。咳嗽作为一个症状，可见于诸多疾病中，当咳嗽以突出主症出现时，方可称谓咳嗽，若是其他外感，内伤疾病中出现咳嗽症状，则不属于本病证。

【病因病机】

形成咳嗽的病因主要是感受外邪，以风邪为主，肺脾虚弱是其内因。病位主要在肺脾。

感受外邪主要为感受风邪。小儿冷暖不知自调，风邪致病，首犯肺卫。肺主气，司呼吸，肺为邪侵，壅阻肺络，气机不宣，肃降失司，肺气上逆，则为咳嗽。风为百病之长，常夹寒夹热，而致临床有风寒、风热之区别。

内伤病因一般为小儿脾虚生痰，上贮于肺，致肺之清肃失司而发为咳嗽。或禀赋不足，素体虚弱，若外感咳嗽日久不愈，进一步耗伤气阴，发展为内伤咳嗽。

小儿咳嗽病因虽多，但其发病机理则一，皆为肺脏受累，宣肃失司而成。外感咳嗽病起于肺，内伤咳嗽可因肺病迁延，也可由它脏先病累及于肺所致。其病理因素主要为痰。外感咳嗽为六淫之邪，侵袭肺系，致肺气壅遏不宣；清肃之令失常，痰液滋生。内伤多为脾虚生痰，痰阻气道，影响肺气出入，致气逆作咳。若小儿肺脾两虚，气

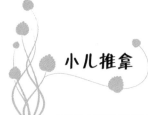

不化液则痰湿更易滋生。若痰湿蕴肺，遇感引触，转从热化，则可出现痰热咳嗽。小儿禀赋不足，素体虚弱，若外感咳嗽日久不愈，可耗伤气阴，发展为肺阴耗伤或肺脾气虚之证。

【诊断要点】

（1）咳嗽为主要症状，多继发于感冒之后，常因气候变化而发生。

（2）好发于冬春季节。

（3）肺部听诊两肺呼吸音粗糙，或可闻干啰音。

（4）X线摄片或透视检查，示肺纹理增粗。

临床须与顿咳作鉴别。两者均以咳嗽为主症，但咳嗽多为声咳；顿咳为阵发性痉挛性咳嗽，咳后有鸡鸣样吼声，并吐出痰涎，病程迁延日久为特征。

【中医辨证】

（1）风寒咳嗽：咳嗽频作，咽痒声重，痰白清稀，鼻塞流涕，恶寒少汗，或有发热头痛，全身酸痛，舌苔薄白，脉浮紧，指纹浮红。

（2）风热犯肺：咳嗽不爽，痰黄黏稠，不易咳出，口渴咽痛，鼻流浊涕，伴有发热头痛，恶风，微汗出，舌质红，苔薄黄，脉浮数，指纹红紫。

（3）痰热咳嗽：咳嗽痰黄，稠黏难咳，面赤唇红，口苦作渴，或有发热、烦躁不宁，尿少色黄，舌红苔黄腻，脉滑数，指纹色紫。

（4）痰湿咳嗽：咳嗽重浊，痰多壅盛，色白而稀，胸闷纳呆，苔白腻，脉濡。

（5）阴虚咳嗽：干咳无痰，或痰少而黏，不易咳出，口渴咽干，喉痒声嘶，手足心热，或咳嗽带血，午后潮热，舌红少苔，脉细数。

（6）气虚咳嗽：咳而无力，痰白清稀，面色苍白，气短懒言，语声低微，喜温畏寒，体虚多汗，舌质淡嫩，脉细少力。

【小儿推拿】

1. 治疗原则

止咳化痰。

2. 基本方

清肺经 300 次、运内八卦 300 次、掐揉五指节 100 次、掐揉精宁 20 次、揉天突 100 次、推上膻中 100 次、按揉乳旁 50 次、按揉乳根 50 次、按揉肺俞 100 次、按揉丰隆 50 次、按揉足三里 30 次。

3. 随症加减

（1）外感风寒，宜宣肺散寒，加开天门 100 次，推坎宫 100 次，运太阳 100 次，揉外劳宫 50 次，推三关 300 次，退六腑 100 次，拿合谷 10 次，拿风池 10 次。

（2）外感风热，疏散风热，加退六腑 300 次，推三关 100 次，清天河水，推天柱骨 100 次。

（3）痰热咳嗽，宜清热化痰，加退六腑 400 次，清天河水 200 次，推三关 100 次，推脊 100 次。

（4）痰湿咳嗽，宜除湿化痰，加补脾土 400 次，补肺经 200 次，摩腹 3~5 分钟，按揉脾俞、胃俞各 50 次，捏脊 2 遍。

（5）阴虚咳嗽，宜滋阴润肺，加补肾经 400 次，揉肾顶 100 次，揉二人上马 100 次，清心经 100 次，按揉心俞、肝俞、脾俞、肾俞各 10~20 次。

（6）气虚咳嗽：宜健脾益气，减清肺经，加补肺经 300 次，补脾土 400 次，补肾经 300 次，捏脊 2~3 遍。

推拿治疗每天 1 次，10 天为 1 个疗程。

【预防护理】

（1）在推拿治疗的同时，应认真查找引起咳嗽的原因，以便综合治疗。

（2）咳嗽期间，适当休息，多饮水，饮食宜清淡，避免腥、辣、油腻之品。

（3）注意保持室内空气流通，避免煤气、尘烟等刺激。

（4）加强锻炼，增强抗病能力。注意气候变化，防止受凉，特别是秋冬季节，注意胸、背、腹部保暖，以防外感。

第四节　哮　喘

哮喘是小儿时期的常见肺系疾病，以发作性喉间哮鸣气促，呼气延长为特征，严重者不能平卧。哮指声响，喘指气息，临床上哮常兼喘。本病包括了西医学所称的喘息性支气管炎、支气管哮喘。本病发作有明显的季节性，以冬季及气温多变季节发作为主，年龄以 1~6 岁多见。95％的发病诱因为呼吸道感染，发病有明显的遗传倾向，起病愈早遗传倾向愈明显。

【病因病机】

本病的发病原因既有内因，又有外因。内因责之于痰饮内伏，与肺脾肾三脏有关，外因主要为感受外邪，接触异气。

1. 内因

小儿肺脏娇嫩，脾常不足，肾常虚。肺虚则卫外失固，腠理不密，易为外邪所侵，邪阻肺络，气机不利，津液凝聚为痰；脾主运化水谷精微，脾虚不运，生湿酿痰，上贮于肺；肾气虚弱，不能蒸化水液而为清津，上泛为痰，聚液成饮。痰饮留伏与肺脾肾三脏功能失常有关，尤其责之于肺脾两脏。外因以外感六淫为主，六淫之邪，冬春多为风寒、风热，或秋季乍冷乍热，外邪乘虚入侵而诱发。邪入肺经，引动伏痰，痰阻气道，肺失肃降，气逆痰动而为哮喘。

2. 外因

若接触异气，如异味、花粉、煤烟、羽毛等，或嗜食酸咸甜腻，也能刺激气道，影响肺的通降功能而诱发哮喘。精神失调和过度疲劳也是小儿哮喘的重要诱因。

哮喘的病位主要在肺，其主要发病机制为痰饮内伏，遇外来因素感触而发，反复不已。发作时，痰随气升，气因痰阻，相互搏结，阻塞气道，气机升降不利，以致呼气不畅，气息喘促，咽喉哮吼痰鸣。邪蕴肺络，肺气壅塞不畅，胸部窒闷。肺气不宣，致心血瘀阻，可致肢端、颜面出现发绀。邪盛正衰，气阳外脱，可见额汗、肢冷、面色白、脉微等喘脱危候。

由于感邪的不同，体质的差异，所以又有病性上寒热的区别及转化。哮喘反复发作，肺气耗散，寒痰伤及脾肾之阳，痰热耗灼肺肾二阴，则可由实转虚。在平时表现为肺、脾、肾等脏气虚弱之候，如正气来复，内饮蠲化，病有转机，发作可渐减少而趋康复。若痰饮不除，脏气虚弱未复，哮有夙根，触遇诱因又可引起哮喘再次发作，反复发作，致使正气衰减，疾病迁延，缠绵难愈。

【诊断要点】

（1）常突然发病，发作之前，多有喷嚏、咳嗽等先兆症状。发作时不能平卧，烦躁不安，气急，气喘。

（2）有诱发因素，如气候转变、受凉受热或接触某些过敏物质。

（3）可有婴儿期湿疹史或家族哮喘史。

（4）肺部听诊，两肺满布哮鸣音，呼气延长。哮喘如有继发感染或为哮喘性支气管炎，可闻及粗大湿啰音。

（5）血象检查：支气管哮喘，白细胞总数正常，嗜酸性粒细胞可增高；伴肺部感染时，白细胞总数及中性粒细胞可增高。

哮喘需与肺炎喘嗽相鉴别。哮喘以咳嗽、气喘、呼气延长为主症，多数不发热，两肺听诊以哮鸣音为主；肺炎喘嗽以发热、咳嗽、痰壅、气急、鼻煽为主症，多数发热，两肺听诊以湿啰音为主。

【中医辨证】

1. 发作期

（1）寒性哮喘：咳嗽气喘，喉间有痰鸣音，痰多白沫，形寒肢冷，鼻流清涕，面色淡白，恶寒无汗，舌淡红，苔白滑，脉浮滑。

（2）热性哮喘：咳嗽哮喘，声高息涌，咳痰稠黄，喉间哮吼痰鸣，胸膈满闷，身热，面赤，口干，咽红，尿黄便秘，舌质红，苔黄腻，脉滑数。

（3）外寒内热：恶寒发热，鼻塞喷嚏，流清涕，咳痰黏稠色黄，口渴引饮，大便干结，舌红，苔薄白，脉滑数。

（4）肺实肾虚：病程较长，哮喘持续不已，动则喘甚，面色欠华，小便清长，常伴咳嗽、喉中痰吼，舌淡苔薄腻，脉细弱。

2. 缓解期

（1）肺脾气虚：气短多汗，咳嗽无力，常见感冒，神疲乏力，形瘦纳差，面色苍白，便溏，舌淡，苔薄白，脉细软。

（2）脾肾阳虚：面色㿠白，形寒肢冷，脚软无力，动则气短心悸，腹胀纳差，大便溏泻，舌淡苔薄白，脉细弱。

（3）肺肾阴虚：面色潮红，咳嗽时作，甚而咯血，夜间盗汗，消瘦气短，手足心热，夜尿多，舌红苔花剥，脉细数。

【小儿推拿】

1. 治疗原则

哮喘的治疗原则为宣肺定喘。

2. 基本方

补脾土 300~500 次，补肺经 500 次，补肾经 500 次，运内八卦 300 次，揉天突 100 次，开璇玑 50 次，按揉定喘 200 次，按揉肺俞 100 次。

3. 随症加减

（1）寒性哮喘，宜祛风散寒，加推三关 300 次，掐揉一窝风 100 次，摩丹田 5 分钟。

（2）热性哮喘，宜疏散风热，加清天河水 100 次，推脊 100 次，推掌小横纹 100 次。

（3）外寒内热，宜散寒清热，加推三关 300 次，清天河水 100 次，退六腑 200 次，摩丹田 5 分钟，擦涌泉 100 次。

（4）肺实肾虚，清肺益肾，加清肺经 200 次，补肾经 400 次，按揉肾俞 50 次。

（5）缓解期各型，以扶助正气为主，加揉板门 300 次，揉上马 300 次，按揉脾俞、肾俞、足三里各 30 次，擦涌泉 100 次、捏脊 2~3 遍。

推拿治疗每天 2 次，缓解期每天 1 次。

【预防护理】

（1）居室宜空气流通，阳光充足。冬季要和暖，夏季要凉爽通风。避免接触特殊气味。

（2）饮食宜清淡而富有营养，忌进生冷油腻、辛辣酸甜以及海鲜鱼虾等可能引起过敏的食物，以免诱发哮喘。

（3）发病季节，防止活动过度和情绪激动，以免诱发哮喘。

（4）重视预防，避免各种诱发因素，适当进行体格锻炼，增强体质。

（5）注意气候影响，做好防寒保暖工作，冬季外出应带口罩。尤其气候转变或换季时，要预防感冒诱发哮喘。有外感病证要及时治疗。

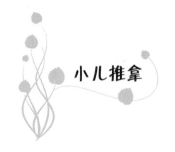

第五节 肺炎喘嗽

肺炎喘嗽是小儿时期常见的肺系疾病之一，以发热、咳嗽、痰壅、气急、鼻煽为主要症状，重者涕泪俱闭、面色苍白发绀。肺炎喘嗽的病名首见于《麻科活人全书》，该书叙述麻疹出现"喘而无涕，兼之鼻煽"症状时，称为"肺炎喘嗽"。本病全年皆有，冬春两季为多，好发于婴幼儿，一般发病较急，若能早期及时治疗，预后良好。本病包括西医学所称支气管肺炎、间质性肺炎、大叶性肺炎等。

【病因病机】

引起肺炎喘嗽的病因主要有外因和内因两大类。

1. 外因

引发肺炎喘嗽的外因主要是感受风邪，小儿寒温失调，风邪外袭而为病，风邪多夹热或夹寒为患，其中以风热为多见。

2. 内因

小儿肺脏娇嫩，卫外不固，如先天禀赋不足，或后天喂养失宜，久病不愈，病后失调，则致正气虚弱，卫外不固，腠理不密，而易为外邪所中。

肺炎喘嗽的病变主要在肺。肺为娇脏，性喜清肃，外合皮毛，开窍于鼻。感受风邪，首先侵犯肺卫，致肺气郁闭，清肃之令不行，而出现发热、咳嗽、痰壅、气促、鼻煽等症。痰热是其病理产物，常见痰热胶结，阻塞肺络，亦有痰湿阻肺者，肺闭可加重痰阻，痰阻又进一步加重肺闭，形成宣肃不行，症情加重。

肺主治节，肺气郁闭，气滞血瘀，心血运行不畅，可致心失所养，心气不足，心阳虚衰的危重变证。亦可因邪热炽盛化火，内陷厥阴，出现高热动风证候。若影响脾胃升降，浊气停聚，大肠之气不行，可出现腹胀、便秘等腑实证候。

重症肺炎或素体虚弱的小儿，患病之后常迁延不愈，难以恢复，如体禀营虚卫弱者，可致长期不规则发热，或寒热往来，自汗；体禀阴液不足者，可形成发热以夜间为甚，手足心灼热，盗汗、夜寐不宁等症。

【诊断要点】

（1）发病较急，轻证仅有发热咳嗽，喉间痰鸣，重证则呼吸急促，鼻翼煽动。

（2）病情严重时，痰壅气逆，喘促不安，烦躁不宁，面色苍白，唇口发绀。

（3）初生儿患本病时，常见不乳、神萎、口吐白沫，可无上述典型证候。

（4）肺部听诊可闻细湿啰音，如病灶融合，可闻及管状呼吸音。

（5）X线检查见肺纹理增多、紊乱，肺部透亮度降低或增强，可见小片状、斑片状阴影，也可出现不均匀的大片状阴影。

（6）实验室检查，细菌引起的肺炎，白细胞总数较高，中性粒细胞增多，若由病毒引起，白细胞总数减少，稍增或正常。

【中医辨证】

（1）风寒束肺：恶寒发热，无汗不渴，咳嗽气急，痰稀色白，舌淡红，苔薄白，脉浮紧。

（2）风热闭肺：发热恶风，微有汗出，口渴欲饮，咳嗽，痰稠色黄，呼吸急促，咽红，舌尖红，苔薄黄，脉浮数。

（3）痰热郁肺：壮热烦躁，喉间痰鸣，痰稠色黄，气促喘憋，鼻翼煽动，或口唇青紫，舌红，苔黄腻，脉滑数。

（4）痰浊壅肺：咳嗽气喘，喉间痰鸣，咯吐痰涎，胸闷气促，食欲不振，舌淡苔白腻，脉滑。

（5）阴虚肺热：低热不退，面色潮红，干咳无痰，舌质红而干，苔光剥，脉数。

（6）肺脾气虚：病程迁延，低热起伏，气短多汗，咳嗽无力，纳差，便溏，面色苍白，神疲乏力，四肢欠温，舌质偏淡，苔薄白，脉细无力。

【小儿推拿】

1.治疗原则

肺炎喘嗽的治疗原则为宣肺平喘，清热化痰。

2.基本方

清肺经300次，补脾土200次，补肾经200次，运内八卦300次，揉天突100次，开璇玑50次，按揉肺俞100次。

3.随症加减

（1）风寒束肺，宜祛风散寒，加推三关300次，掐揉一窝风100次，摩丹田5分钟，拿风池10次。

（2）风热闭肺，宜疏散风热，加清天河水100次，推脊100次，推掌小横纹100次。

（3）痰热郁肺，宜泻热豁痰，加打马过天河100次，退六腑300次，推三关100次，推脊100次，按揉前承山30次。

（4）痰浊壅肺，宜肺化痰，加补肺经200次，推掌小横纹100次，清大肠100次，摩腹5分钟，按揉前承山30次。

（5）阴虚肺热，宜润肺清热，加补肺经300次，揉上马300次，清天河水100次，按揉肾俞50次，擦涌泉100次，捏脊2~3遍。

（6）肺脾气虚，宜补肺健脾，减清肺经，加补脾土400次，补肺经300次，揉板门300次，按揉脾俞、肾俞、足三里各30次，捏脊2~3遍。

推拿作为辅助治疗措施，每天 1~2 次，配合药物治疗，以增强疗效。

【预防护理】

（1）饮食宜清淡富有营养，多喂开水。

（2）气候寒暖不调时，随时增减衣服，防止感冒。

（3）呼吸急促时，应保持气道通畅位置，并随时吸痰。

（4）对于重症肺炎小儿要加强巡视，注意病情变化。

（5）搞好卫生，保持室内空气新鲜，冬春季节尽量少带易感儿去公共场所。

（6）加强体育锻炼，增强体质。

第六节 呕 吐

呕吐是指由于胃失和降、气逆于上，迫使食管和胃内容物从口、鼻中涌出。《小儿推拿广意》中说："有物有声名曰呕，干呕则无物，有物无声名曰吐。"由于呕与吐往往同时并作，故统称为呕吐。

呕吐在婴幼儿时期较为常见，可见于多种病证。如急性胃炎、贲门痉挛、幽门痉挛、梗阻等，呕吐属于主症之一。

乳汁自口角溢出，亦是新生儿时期比较常见的现象，称为"溢乳"。这是由于胃内乳汁较多，或吮乳时吞入少量空气所致；也与乳儿胃呈水平位，胃肌尚未发育完全，贲门肌较弱，幽门肌紧张度高这一解剖特点有关，所以溢乳现象不属病态。

【病因病机】

胃气以降为和，凡因外感、内伤，均可导致胃气上逆引起呕吐。

由于小儿脏腑娇嫩，脾胃运化功能尚未健全，加之风、寒、暑、

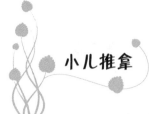

湿之邪犯胃，导致胃失和降，气机上逆，引发呕吐。

或饮食不节或不洁，导致胃腑受损，食物停滞不化，郁久化热，热蕴阳明，胃气不能下行，上逆而致呕吐。

病后体弱，胃气虚弱或胃阴不足，运化失司，不能承受水谷，也可引起呕吐。或受惊吓，扰动胃气，发为呕吐。

【中医辨证】

（1）胃寒吐：饮食稍多即吐，时作时止，呕吐物无强烈的酸臭味，兼见面色苍白，四肢欠温，腹痛喜暖，大便溏薄。舌淡苔白，脉细少力。

（2）胃热吐：食入即吐，呕吐物酸臭，口渴口腻，身热烦躁，便秘溲黄。舌红苔黄，脉滑数。

（3）伤食吐：呕吐酸馊频繁，不思乳食，嗳气厌食，脘腹胀满，吐后较安。口气秽臭，矢气恶臭，便闭或泻下酸臭不消化物。舌苔多厚腻。

（4）惊吓吐：多发生在暴受惊恐之后，呕吐清涎，面色忽青忽白，心神烦乱，睡卧不安，或惊惕哭闹。

【小儿推拿】

1.治疗原则

呕吐的治疗原则是和胃降逆。

2.基本方

推胃经400次、横纹推向板门300次、补脾土200次、推下膻中100次、顺时针摩腹5分钟、按揉足三里30次。

3.随症加减

（1）寒吐，应温中散寒，补胃经400次，加揉外劳100次、推三关300次、推天柱骨100次、揉中脘200次、分推腹阴阳100次、捏脊3遍。

（2）热吐，应清泻胃热，清胃经 400 次，加清大肠 200 次、退六腑 300 次、清天河水 200 次、运内八卦 100 次、推天柱骨 100 次、推下七节骨 300 次。

（3）伤食吐，应消食导滞，加清大肠 300 次、揉扳门 300 次、运内八卦 200 次、分腹阴阳 100 次、推下七节骨 300 次。

（4）惊吓吐，应安神定惊，加清心经 200 次、掐揉小天心 100 次、掐揉五指节各 30 次、清天河水 100 次、按揉内关 100 次、逆时针按揉涌泉 100 次。

推拿治疗小儿呕吐每天 1~2 次，同时要积极治疗原发病。

【预防护理】

（1）呕吐时令小儿侧卧，以防呕吐物呛入气管。

（2）呕吐严重者可使小儿呈呼吸暂停的窒息状态，如护理不当，呕吐物吸入，尚可续发吸入性肺炎等呼吸道病变，反复呕吐又可导致脱水、酸中毒等，应配合及时进行综合治疗。

（3）注意饮食定时定量，不宜太饱。治疗期间应注意节制饮食、冷热适度，避免生冷油腻食物。

（4）哺乳不宜过急，以防吞进空气。

第七节　厌　食

厌食指小儿较长时期不思进食，厌恶摄食的一种病症。传统中医对本病的记载较少，1980 年以来，经过中医儿科专家们的系统研究，总结了病因病机、辨证论治规律，将厌食作为中医儿科的常见病症编入教材。目前，本病在儿科临床上发病率较高，尤在城市儿童中多见。好发于 1~6 岁的小儿。厌食指以厌恶摄食为主证的一种小儿脾胃病症，若是其他外感、内伤疾病中出现厌食症状，则不属于本病。

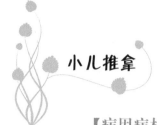

【病因病机】

形成本病的病因较多。小儿时期脾常不足，加之饮食不知自调，挑食、偏食，好吃零食，食不按时，饥饱不一；或家长缺少正确的喂养知识，婴儿期喂养不当，乳食品种调配、变更失宜；或纵儿所好，杂食乱投，甚至滥进补品，均易于损伤脾胃。也有原本患其他疾病脾胃受损，或先天禀赋脾胃薄弱，加之饮食调养护理不当而成病。因此，本病多由于饮食不节喂养不当而致病，其他病因还有他病失调脾胃受损、先天不足后天失养、暑湿熏蒸脾阳失展、情志不畅思虑伤脾等，均可以形成本病。

厌食的病变脏腑在脾胃，发病机理总在脾运胃纳功能的失常。胃司受纳，脾主运化，脾胃调和，则口能知五谷饮食之味。小儿由于以上各类病因，易造成脾胃受损运纳功能的失常。

因病因、病程、体质的差异，证候又有脾运功能失健为主与脾胃气阴不足为主的区别。厌食为脾胃轻症，多数小儿病变以运化功能失健为主，虚象不著，因饮食喂养不当，或湿浊、气滞困脾，脾气失展，胃纳不开。部分小儿素体不足，或病程较长，表现虚证，有偏气虚、有偏阴虚者。脾为阴土，喜燥而恶湿，得阳则运；胃为阳土，喜润而恶燥，以阴为用。故凡脾气、胃阴不足，皆能导致受纳、运化失职而厌食。

【诊断要点】

（1）长期不思进食，厌恶摄食，食量显著少于同龄正常儿童。

（2）可有嗳气、泛恶、脘痞、大便不调等症，或伴面色少华、形体偏瘦、口干喜饮等症，但精神尚好，活动如常。

（3）排除其他外感、内伤慢性疾病。

【中医辨证】

（1）脾运失健：厌恶进食，饮食乏味，食量减少，或有胸脘痞闷、嗳气泛恶，偶尔多食后脘腹饱胀，大便不调，精神如常，舌苔薄白或白腻。

（2）脾胃气虚：不思进食，食不知味，食量减少，形体偏瘦，面色少华，精神欠振，或有大便溏薄夹不消化物，舌质淡，苔薄白。

（3）脾胃阴虚：不思进食，食少饮多，口舌干燥，大便偏干，小便色黄，面黄少华，皮肤失润，舌红少津，苔少或花剥，脉细数。

【小儿推拿】

1. 治疗原则

厌食的治疗原则为健脾和胃。

2. 基本方

补脾土 400~600 次，补胃经 300~500 次，运内八卦 200 次，掐揉四横纹各 100 次，顺时针摩腹 5 分钟，顺时针揉脐 300 次，按揉脾俞、胃俞各 100 次，按揉足三里、上巨虚、下巨虚各 30 次。

3. 随症加减

（1）脾运失健，治应健脾助运，加揉外劳 300 次、揉中脘 300 次、按揉肝俞 50 次。

（2）脾胃气虚，治应补中益气，加补大肠 400 次、补肾经 400 次、揉中脘 300 次、推天柱骨 100 次、捏脊 5 遍。

（3）胃阴不足，治应滋阴养胃，加清肝经 300 次、补肾经 400 次、揉上马 100 次，捏脊 3 遍，擦涌泉至热。

推拿治疗每天 1 次，10 次为 1 个疗程。轻者只需 1 个疗程就可治愈，重者要推拿 2~4 个疗程。

【预防护理】

（1）对儿童，尤其是婴幼儿，要注意饮食调节，掌握正确的喂养方法，饮食起居按时、有度。

（2）对先天不足，或后天病后脾弱失运的小儿，要加强饮食、药物调理，使之早日康复。

（3）厌食矫治，不可单纯依赖药物。必须纠正不良的饮食习惯，如贪吃零食、偏食、挑食，饮食不按时等。注意少进甘肥厚味、生冷干硬的食品，更不能滥服补品、补药等。食物不要过于精细，鼓励小儿多吃蔬菜及粗粮。对小儿喜爱的某些简单食物，如豆腐乳、萝卜干等，应允其进食，以诱导开胃。

第八节 食 积

食积是因小儿喂养不当，内伤乳食，停积胃肠，脾运失司所引起的一种小儿常见的脾胃病证。临床以不思乳食，腹胀嗳腐，大便酸臭或便秘为特征。食积又称积滞，与西医学消化不良相近。本病一年四季皆可发生，夏秋季节，暑湿易于困遏脾气，发病率较高。小儿各年龄组皆可发病，但以婴幼儿多见，常在感冒、泄泻、疳证中合并出现。脾胃虚弱，先天不足以及人工喂养的婴幼儿容易反复发病。少数小儿食积日久，迁延失治，脾胃功能严重受损，导致小儿营养和生长发育障碍，形体日渐羸瘦，可转化成疳，故前人有"积为疳之母，无积不成疳"之说。

《诸病源候论·小儿杂病诸候》所记载的"宿食不消候""伤饱候"是本病的最早记载。其后《活幼心书》和《婴童百问》又分别提出了"积证"和"积滞"的病名。《保婴撮要·食积寒热》说："小儿食积者，因脾胃虚寒，乳食不化，久而成积。"明确指出了小儿食积的发生原因。

【病因病机】

本病的病因主要是乳食内积，损伤脾胃。病机为乳食不化，停积胃肠，脾运失常，气滞不行。食积可分为伤乳和伤食。伤于乳者，多因乳哺不节，食乳过量或乳液变质，冷热不调，皆能停积脾胃，壅而不化，成为乳积。伤于食者，多因饮食喂养不当，偏食嗜食，饱食无度，杂食乱投，生冷不节；食物不化；或过食肥甘厚腻、柿子、大枣等不易消化之物，停聚中焦而发病。正所谓"饮食自倍，肠胃乃伤"。

乳食停积中焦，胃失和降，则呕吐酸馊不消化之物；脾失运化，升降失常，气机不利，出现脘腹胀痛，大便不利，臭如败卵；或积滞壅塞，腑气不通，而见腹胀腹痛，大便秘结之症。此属乳食内积之实证。

食积日久，损伤脾胃，脾胃虚弱，运纳失常，复又生积，此乃因积致虚；亦有先天不足，病后失调，脾胃虚弱，胃不腐熟，脾失运化，而致乳食停滞为积，此乃因虚致积。二者均为脾虚夹积、虚中夹实之候。

【诊断要点】

（1）乳食不思或少思，脘腹胀痛，呕吐酸馊，大便溏泻，臭如败卵或便秘。

（2）烦躁不安，夜间哭闹，或有发热等症。

（3）有伤乳、伤食史。

（4）大便检查，有不消化食物残渣或脂肪球。

食积应与厌食相鉴别。厌食为喂养不当，脾运失健所致。除长期食欲不振，厌恶进食外，一般无嗳气酸腐，大便酸臭，脘腹胀痛之症。

【中医辨证】

（1）乳食内积：乳食不思，食欲不振或拒食，脘腹胀满，疼痛拒按；或有嗳腐恶心，呕吐酸馊乳食，烦躁哭闹，夜卧不安，低热，肚腹热甚，大便秽臭，舌红苔腻。

（2）脾虚夹积：神倦乏力，面色萎黄，形体消瘦，夜寐不安，不思乳食，食则饱胀，腹满喜按，呕吐酸馊乳食，大便溏薄、夹有乳

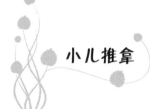

凝块或食物残渣，舌淡红，苔白腻，脉沉细而滑。

【小儿推拿】

1. 治疗原则

食积的治疗原则为健脾消食。

2. 基本方

补脾土300次，推胃经100次，清大肠200次，运内八卦100次，掐揉四横纹各100次，顺时针摩腹5分钟，按揉脾俞、胃俞各100次，推下七节骨100次，按揉足三里30次。

3. 随症加减

（1）乳食内积，治应消食导滞，加揉板门300次、揉中脘300次、摩腹10分钟。

（2）脾虚夹积，治应健脾化积，加补肾经400次、揉丹田300次、捏脊2~3遍。

【预防护理】

（1）提倡母乳喂养，乳食宜定时定量，不应过饥过饱。食品宜新鲜清洁，不应过食生冷、肥腻之物。

（2）随着年龄的增长，逐渐添加相适应的辅助食品，不应偏食、杂食，合理喂养。

（3）平时应保持大便通畅，养成良好的排便习惯。

第九节　疳　证

疳证是由于喂养不当，或因多种疾病的影响，导致脾胃受损，气液耗伤而形成的一种小儿慢性病证。临床以形体消瘦，面黄发枯，精神萎靡或烦燥，饮食异常，大便不调为特征。本病相当于西医学营养不良。

"疳"有两种含义：一为"疳者甘也"，谓其病由恣食肥甘厚腻所致；二为"疳者干也"，是指病见气液干涸，形体干瘪消瘦的临床特征。前者言其病因，后者言其病机和症状。由于本病起病缓慢，病程较长，迁延难愈，严重影响小儿生长发育，甚至导致阴竭阳脱，卒然而亡。故前人将其视为恶候，列为儿科四大要证之一。

"疳"这个病名，首见于《诸病源候论·虚劳骨蒸候》："蒸盛过伤，内则变为疳，食入五脏。"指出疳为内伤慢性疾病，病可涉及五脏。此后，历代医家多有阐述，众说不一，临床难以掌握运用。目前参照古代文献资料，结合病程和病情，执简驭繁，将疳证分为疳气、疳积、干疳三类。以前由于生活水平低下，本病发病率较高，可见于各年龄儿童，且无明显的季节性。随着生活水平和医学水平的提高，本病发病率逐渐降低，病情也逐渐减轻。目前，本病多见于 5 岁以下儿童，且以疳气为主，干疳少见。

【病因病机】

本病病因主要为喂养不当、疾病影响以及先天禀赋不足。

（1）喂养不当：乳食不节，喂养不当，是疳证最常见的病因，由于小儿乳食不知自节，"脾常不足"，常由乳食太过或不及所伤。太过是指乳食失节，饥饱无度，过食肥甘厚腻之品，生冷不洁之物，以致食积内停，积久成疳。不及是指乳食喂养不足，如小儿生后缺乳，过早断乳，未及时添加辅食，以及因食物数量、质量不足，或偏食、挑食，使营养精微摄取不足，气血生化乏源，不足以濡养脏腑肌肤，日久成疳。

（2）疾病影响：多因小儿长期患病，反复感染，或经常呕吐，慢性腹泻，或时行热病，病后失调，津液受伤，均导致脾胃虚弱，化

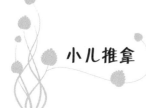

生不足，气血俱虚，阴液消耗，久则致成疳证。

（3）禀赋不足：父母精血不足，或孕妇患病遗害胎儿，或孕期用药损伤胎儿，以致早产、难产、出生低体重等。先天禀赋不足，脾胃功能薄弱，运化不健，水谷精微摄取不足，形成疳证。

疳证的病因虽有不同，但病变部位总在脾胃，其主要的病机变化是脾胃虚损，津液消亡。病机属性以虚为本。脾胃同居中焦，阴脏阳腑，相互络属，共同完成饮食物的消化、吸收、利用。胃主受纳腐熟，脾主运化输布，使水谷之精微化生气血，濡养全身。脾胃不健，生化乏源，气血不足，故临床可出现面黄肌瘦，毛发枯黄，饮食异常，大便不调等疳证之象。脾胃病变有轻有重，初起病情尚轻，仅表现脾胃不和，运化失健的证候，称为疳气。正如《证治准绳·幼科》所言："发作之初，名曰疳气"。若病情进一步发展，脾失健运，积滞内停，壅滞气机，即为疳积。久则脾胃虚损，津液消亡，气血俱衰，导致干疳。

疳证日久，气血虚衰，全身失养，必累及其他脏腑受病，而导致各种兼证。

【诊断要点】

（1）饮食异常，大便干稀不调，或肚腹膨胀等明显脾胃功能失调者。

（2）形体消瘦，体重低于正常值15%~40%，面色不华，毛发稀疏枯黄。严重者形体干枯羸瘦，体重可低于正常值40%以上。

（3）兼有精神不振，或好发脾气，烦躁易怒，或喜揉眉擦眼，或吮指磨牙等症。

（4）有喂养不当或病后失调，及长期消瘦病史。

（5）贫血者，血红蛋白及红细胞数都减少。出现肢体水肿，属于营养性水肿者，血清总蛋白量大多在45g/L以下，血清白蛋白常在20g/L以下。

疳证应与厌食、食积等相鉴别：

厌食以长时期的食欲不振、厌恶进食为特征，无明显消瘦，精神状态尚好，病在脾胃，不涉及它脏，一般预后良好。

食积以不思乳食，腹胀嗳腐，大便酸臭或便秘为特征，虽可见形体消瘦，但没有疳证明显，一般病在脾胃，不影响它脏。二者有密切的联系，食积日久可致疳证。正如《证治准绳·幼科》所言："积是疳之母，所以有积不治乃成疳候"。但疳证并非皆由食积转化而成。疳夹有积滞者，称为疳积。

【中医辨证】

（1）疳气：形体略较消瘦，面色萎黄少华，毛发稀疏，食欲不振，或能食善饥，大便干稀不调，精神欠佳，易发脾气，舌淡红，苔薄微腻，脉细。

（2）疳积：形体明显消瘦，面色萎黄无华，肚腹膨胀，甚则青筋暴露，毛发稀疏如穗，精神不振或易烦躁激动，睡卧不宁，或伴揉眉挖鼻，咬指磨牙，动作异常，食欲不振或多食多便，舌淡，苔薄腻，脉沉细。

（3）干疳：极度消瘦，呈老人貌，皮肤干瘪起皱，皮包骨头，精神萎靡，啼哭无力且无泪，毛发干枯，腹凹如舟，杳不思纳，大便稀溏或便秘，时有低热，口唇干燥，舌淡或光红少津，脉沉细弱。

【小儿推拿】

1. 治疗原则
疳证的治疗原则为健脾养胃。

2. 基本方
补脾土 400~600 次，补胃经 200~400 次，补大肠 200~400 次，补肾经 400~600 次，运内八卦 200~400 次，揉板门 400 次，顺时针摩腹 10~15 分钟，顺时针揉脐 500~800 次，按揉脾俞、胃俞、足三里各 50~100 次，捏脊 5~10 遍。

3.随症加减

（1）疳气，治应健脾助运，加清脾土 400 次、清大肠 200 次、运水入土 100 次、揉外劳宫 100 次、退六腑 100 次、分腹阴阳 100 次、顺时针摩中脘 300 次。

（2）疳积，治应健脾化积，加推三关 300 次、退六腑 100 次、掐四横纹各 100 次、按揉一窝风 100 次、龙入虎口 300 次、分推腹阴阳 100 次。

（3）干疳，治应补益气血，加推三关 300 次，掐揉四横纹各 100 次，清肝经 300 次，揉上马 300 次，揉外劳 300 次，顺时针摩中脘 300 次，顺、逆时针摩丹田各 300 次，按揉肾俞，命门各 100 次，擦热八髎。

推拿治疗每天 1~2 次，10 天为 1 个疗程。轻证需 2~3 个疗程，重证至少要 4~5 个疗程，并且要巩固几个疗程。

【预防护理】

（1）合理喂养婴儿，应尽可能用母乳喂养，按时添加辅食；纠正不良饮食习惯，注意营养平衡及饮食卫生。

（2）对重症疳证小儿要注意观察面色、精神、饮食、二便、哭声等情况，防止发生突变。

（3）根据病情需要配制相应食谱，如疳肿胀小儿，可吃乌鱼汤，以利疾病早日康复。

（4）防止疾病影响，积极防治脾胃疾病和寄生虫病，及时矫治先天性畸形如兔唇、腭裂，做好病后调养和护理。

（5）定期测量小儿身高和体重，观察病情变化。

第十节　泄　泻

泄泻是以大便次数增多，粪质稀薄或如水样为特征的一种小儿常见病。西医称泄泻为腹泻，发于婴幼儿者称婴幼儿腹泻。本病以 2 岁以下的小儿最为多见。虽一年四季均可发生，但以夏秋季节发病率为高，秋冬季节发生的泄泻，容易引起流行。

小儿脾常不足，感受外邪，内伤乳食，或脾肾阳虚，均可导致脾胃运化功能失调而发生泄泻。轻者治疗得当，预后良好。重者泄下过度，易见气阴两伤，甚至阴竭阳脱。久泻迁延不愈者，则易转为疳证或出现慢惊风。

【病因病理】

小儿泄泻发生的原因，以感受外邪，内伤饮食，脾胃虚弱为多见。其主要病变在脾胃，因胃主受纳腐熟水谷，脾主运化水谷精微，若脾胃受病，则饮食入胃，水谷不化，精微不布，清浊不分，合污而下，致成泄泻。故《幼幼集成·泄泻证治》曰："夫泄泻之本，无不由于脾胃。盖胃为水谷之海，而脾主运化，使脾健胃和，则水谷腐化而为气血以行荣卫。若饮食失节，寒温不调，以致脾胃受伤，则水反为湿，谷反为滞，精华之气不能输化，乃致合污而下降，而泄泻作矣。"

小儿脏腑娇嫩，肌肤薄弱，冷暖不知自调，易为外邪侵袭而发病。外感风、寒、暑、湿、热邪均可致泻，唯无燥邪致泻之说，盖因脾喜燥而恶湿。其他外邪则常与湿邪相合而致泻，故前人有"无湿不成泻""湿多成五泻"之说。由于气候的因素，一般冬春多为风寒（湿）致泻，夏秋多暑湿（热）致泻。小儿暴泻以湿热泻最为多见。

内伤饮食：小儿脾常不足，运化力弱，饮食不知自节，若调护失宜，乳哺不当，饮食失节或不洁，过食生冷瓜果或不易消化的食物，皆能损伤脾胃，而发生泄泻。故《素问·痹论》说："饮食自倍，肠胃乃伤。"伤食泻既可单独发生，更多于其他泄泻证候中兼见。

脾胃虚弱：先天禀赋不足，后天调护失宜，或久病迁延不愈，皆可导致脾胃虚弱。胃弱则腐熟失职，脾虚则运化失常，因而水反为湿，谷反为滞，清浊不分，合污而下，而成脾虚泻。亦有暴泻实证，失治误治，迁延不愈，损伤脾胃，而由实证转为虚证泄泻者。

脾肾阳虚：脾虚致泻者，一般先耗脾气，继伤脾阳，日久则脾损及肾，造成脾肾阳虚。肾阳不足，火不暖土，阴寒内盛，水谷不化，并走肠间，而致澄彻清冷，洞泄而下的脾肾阳虚泻。

由于小儿具有"稚阴稚阳"的生理特点，以及"易虚易实，易寒易热"的病理特点，且小儿泄泻病情较重时，利下过度，又易于损伤气液，出现气阴两伤，甚至阴伤及阳，导致阴竭阳脱的危重变证。若久泻不止，土虚木旺，肝木无制而生风，可出现慢惊风；脾虚失运，生化乏源，气血不足以荣养脏腑肌肤，久则可致疳证。

【诊断要点】

（1）大便次数增多，每日超过 3~5 次，多者达 10 次以上，呈淡黄色，如蛋花汤样，或黄绿稀溏，或色褐而臭，可有少量黏液。或伴有恶心，呕吐，腹痛，发热，口渴等症。

（2）有乳食不节，饮食不洁或感受时邪病史。

（3）重症腹泻及呕吐严重者，可见小便短少，体温升高，烦渴神疲，皮肤干瘪，囟门凹陷，目眶下陷，啼哭无泪等脱水征，以及口唇樱红，呼吸深长，腹胀等酸碱平衡失调和电解质紊乱的表现。

（4）大便镜检可有脂肪球或少量白细胞、红细胞。

（5）大便病原体检查可有致病性大肠杆菌或病毒检查阳性等。

泄泻应与痢疾相鉴别：痢疾大便稀，有黏液或脓血，便次增多于里急后重，腹痛明显。大便常规检查红细胞、白细胞均多，可找到吞噬细胞；大便培养有痢疾杆菌生长。

【中医辨证】

（1）伤食泻：大便稀溏，夹有乳凝块或食物残渣，气味酸臭，或如败卵，脘腹胀满，便前腹痛，泻后痛减，腹痛拒按，嗳气酸馊，或有呕吐，不思乳食，夜卧不安，舌苔厚腻或微黄。

（2）风寒泻：大便清稀，多泡沫，臭气不甚，肠鸣腹痛，或伴恶寒发热，鼻流清涕，咳嗽，舌淡，苔薄白。

（3）湿热泻：大便水样，或如蛋花汤样，泻下急迫，量多次频，气味秽臭，或见少许黏液，腹痛时作，食欲不振，或伴呕恶，神疲乏力，或发热烦闹，口渴，小便短黄，舌红，苔黄腻，脉滑数。

（4）脾虚泻：大便稀溏，色淡不臭，多于食后作泻，时轻时重，面色萎黄，形体消瘦，神疲倦怠，舌淡苔白，脉缓弱。

（5）脾肾阳虚泻：久泻不止，大便清稀，完谷不化，或见脱肛，形寒肢冷，面色光白，精神萎靡，睡时露睛，舌淡苔白，脉细弱。

【小儿推拿】

1. 治疗原则

泄泻的治疗原则是运脾化湿。

2. 基本方

补脾土 400 次，清大肠 200 次，补肾经 400 次，摩腹 5 分钟，揉脐 300 次，揉龟尾 300 次，推七节骨 300 次，按揉足三里 30 次。

3. 随症加减

（1）伤食泻，治应消食导滞，顺时针摩腹、揉脐、推下七节骨，加运内八卦 300 次、揉板门 300 次，掐揉四横纹各 100 次。

（2）风寒泻，治应祛风散寒，逆时针摩腹、揉脐、推上七节骨，加推三关 300 次、揉外劳 300 次、掐揉一窝风 50 次、拿肚角 10 次、拿肩井 20 次。惊惕不安者，加清肝经 200 次、掐揉小天心 100 次、掐揉五指节各 30 次。

（3）湿热泻，治应清热利湿，顺时针摩腹、揉脐、推下七节骨，去补脾经，加清脾土 200 次、清胃经 200 次、清天河水 300 次、退六腑 100 次、清小肠 200 次。

（4）脾虚泻，治应健脾益气，逆时针摩腹、揉脐、推上七节骨，加推三关 300 次、补大肠 300 次、运内八卦 100 次、重按脾俞、胃俞各 50 次、捏脊 3~5 遍。

（5)脾肾阳虚泻,治应温补脾肾,逆时针摩腹、揉脐、推上七节骨，加推三关 300 次、揉外劳 300 次、运内八卦 100 次、按揉百会 100 次、按揉肾俞 100 次、捏脊 3~5 遍。

迁延性腹泻，推拿治疗每天 1 次，10 次为 1 个疗程。轻型腹泻，推拿治疗每天 1~2 次，5 天为 1 个疗程。重型腹泻，应以药物治疗为主，配合推拿治疗，每天 2 次。

【预防护理】

（1）注意饮食卫生，食品应新鲜、清洁，不吃变质食品，不要暴饮暴食。饭前、便后要洗手，餐具要卫生。

（2）提倡母乳喂养，不宜在夏季及小儿有病时断奶，遵守添加辅食的原则，注意科学喂养。

（3）加强户外活动,注意气候变化，及时增减衣服,防止腹部受凉。

（4）适当控制饮食，减轻胃肠负担,吐泻严重及伤食泄泻小儿可暂时禁食6~8小时,以后随着病情好转,逐渐增加饮食量。忌食油腻、生冷及不易消化的食物。

（5）保持皮肤清洁干燥，勤换尿布。每次大便后，宜用温水清洗臀部，并涂抹护臀油，防止发生红臀。

（6）密切观察病情变化，防止发生泄泻变证。

第十一节 便 秘

便秘是指大便秘结不通，排便时间延长，或不能按时排便，便质坚硬干燥，艰涩难排的一种儿科常见病证。隋代医家巢元方所著《诸病源候论》中就记载了小儿便秘，并论述了其相关的病因病机："其大小便不通，是寒搏于气而生热，热流入大小肠，故涩结不通。"可见，外邪入侵，肠道积热，热伤津液，可致便秘。便秘可作为一种儿科独立的疾病，也可继发于其他疾病的过程中。单独出现的便秘，多与小儿的体质、饮食习惯和生活缺乏规律有关。突然改变生活习惯，如外出旅行，过食辛辣煎炸厚味，可导致一时的便秘。便秘不及时治疗，迁延日久，常常会引起其他全身症状。由于腑气不通，可引起腹胀、腹痛、头晕、纳差、夜寐不安等，也可由于排便努挣，引起肛裂或脱肛。

【病因病机】

《灵枢·营卫生会》中说："水谷者，常并居于胃中，成糟粕而俱下于大肠。大肠者，传导之官，变化出焉。"这就是说，饮食入胃，经过脾运化吸收之后，其糟粕由大肠传导而出。所以，便秘的发生，主要是大肠传导功能的失常，导致粪便在肠内停留时间过长，水分被重吸收，从而粪便变干变硬，难以排出。其病位在大肠，但与五脏、气血密切相关。

（1）饮食不节：喂养不当，饥饱失常可致便秘；或进食过少，气血生化乏源，脾无所运；或过食辛辣煎炸香燥之品，以致胃肠积热，津液耗伤；或过食生冷肥甘难消化之物，损伤脾胃，运化失常，均可导致乳食停滞，久而成积，积而化热，耗损津液，以致大肠传导失职

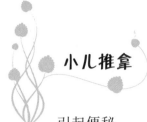

引起便秘。

（2）体质因素：禀赋不足，后天失调。如热病后期，或过用辛温、发汗、通利之剂，耗气伤阴损津，导致肠道燥热，津液不足不能下润大肠；也可因久病体虚，气血不足，气虚则大肠传导无力，血虚则不能滋润大肠，导致大肠不能发挥正常的传导功能而产生便秘。

由于便秘病因不同、小儿体质的差异，本病在临床多分为虚、实两类。前者多因气血虚弱、津液不足，后者则多因燥热气滞。

【诊断要点】

（1）大便干结或秘结不通,次数减少,间隔时间延长,常数日1次。

（2）大便间隔时间虽然正常，但排便困难，粪质坚硬。

（3）虽便意频频，但难以排出，或难以排净。

（4）可伴有腹胀、腹痛、纳差、夜寐不安等症状。长期便秘者可诱发肛裂、脱肛、痔疮。

【中医辨证】

（1）实秘：大便干结如羊屎状，排出困难，甚至秘结不通，面红身热，口臭心烦，口干欲饮，纳食减少，胸胁痞满，腹中胀满，小便短赤。舌红苔黄腻或黄燥，指纹色紫，脉滑。

（2）虚秘：大便不畅，排便间隔时间延长，或时有便意，大便虽不坚硬或干燥，但努挣乏力难下，动则汗出气短，便后乏力，伴面唇色白，指爪无华，形瘦气怯，小便清长，腹中冷痛，喜热恶冷，四肢不温。舌淡苔薄白，指纹色淡，脉细。

【小儿推拿】

1. 治疗原则

便秘的治疗原则为导滞通便。

2. 基本方法

按揉膊阳池 200 次，清大肠 200 次，揉板门 300 次，摩腹顺时针 10~15 分钟，顺时针揉脐 300 次，揉龟尾 300 次，推下七节骨 300 次。

3. 随症加减

（1）实秘应清热润肠，加清脾土 300 次、清胃经 200 次、清肝经 200 次、退六腑 300 次、运土入水 100 次、分推腹阴阳 200 次、按揉大肠俞 100 次、按揉上巨虚 100 次。

（2）虚秘应益气补血，加补脾土 400 次、补胃经 200 次、运内八卦 100 次、推三关 300 次、捏脊 3 遍、按揉足三里 50 次、按揉下巨虚 50 次。

推拿治疗每天 1 次，5~10 次为 1 个疗程。经推拿治疗，症状明显改善者，仍应继续治疗，直至排便正常。

【预防护理】

（1）多吃富含纤维素的蔬菜，多食香蕉、梨、西瓜等水果，以增加大便的体积，同时应多饮水。少吃油炸食品。

（2）要培养小儿按时排便的习惯，每次排便后用温水洗净肛门。

（3）加强身体锻炼，适当增加小儿户外活动。

第十二节　夜　啼

婴儿白天能安静入睡，入夜则啼哭不安，时哭时止，或每夜定时啼哭，甚则通宵达旦，称为夜啼，多见于新生儿及 6 个月内的小婴儿。

新生儿及婴儿常以啼哭表达要求或痛苦，饥饿、惊恐、尿布潮湿、衣被过冷或过热等。此时若喂以乳食、亲昵安抚、更换潮湿尿布、调整衣被厚薄后，啼哭可很快停止，不属病态。

本节主要讨论婴儿夜间不明原因的反复啼哭。由于伤乳、发热或因其他疾病而引起的啼哭，则不属本证范围。

【病因病机】

本病主要因脾寒、心热、惊恐所致。

脾寒腹痛是导致夜啼的常见原因。常由孕母素体虚寒、恣食生冷，胎禀不足，脾寒内生；或因护理不当，腹部中寒，或用冷乳哺食，中阳不振，以致寒邪内侵，凝滞气机，不通则痛，因痛而啼。由于夜间属阴，脾为至阴，阴盛则脾寒愈甚，腹中有寒，故入夜腹中作痛而啼。

若孕母脾气急躁，或平素恣食香燥炙烤之物，或过服温热药物，蕴蓄之热遗于胎儿。出生后将养过温，受火热之气熏灼，心火上炎，积热上扰，则心神不安而啼哭不止。由于心火过亢，阴不能潜阳，故夜间不寐而啼哭不宁。彻夜啼哭之后，阳气耗损，无力抗争，故白天入寐；正气未复，入夜又啼。周而复始，循环不已。

心主惊而藏神，小儿神气怯弱，智慧未充，若见异常之物，或闻特异声响，而致惊恐。惊则伤神，恐则伤志，致使心神不宁，神志不安，寐中惊惕，因惊而啼。

总之，寒则痛而啼，热则烦而啼，惊则神不安而啼，是以寒、热、惊为本病之主要病因病机。

【诊断要点】

婴儿难以查明原因的入夜啼哭不安，时哭时止，或每夜定时啼哭，甚则通宵达旦，但白天如常。临证必须详细询问病史，仔细检查体格，必要时辅以有关实验室检查，排除外感发热、口疮、肠套叠、寒疝等疾病引起的啼哭，以免贻误小儿病情。

夜啼应注意与下列情况相鉴别：

（1）与不适、拗哭相鉴别。小儿夜间若喂哺不足或过食，尿布潮湿未及时更换，环境及衣被过冷或过热，襁褓中夹有异物等，均可引起婴儿不适而啼哭，采取相应措施后则啼哭即止。

（2）有些小婴儿因不良习惯而致夜间拗哭，如夜间开灯而寐，摇篮中摇摆而寐，怀抱而寐，边走边拍而寐等，要注意加以纠正。

【中医辨证】

（1）脾寒气滞：啼哭时哭声低弱，时哭时止，睡喜蜷曲，腹喜摩按。四肢欠温，吮乳无力，胃纳欠佳，大便溏薄，小便较清，面色青白，唇色淡红，舌苔薄白，指纹多淡红。

（2）心经积热：啼哭时哭声较响，见灯尤甚，哭时面赤唇红，烦躁不宁，身腹俱暖，大便秘结，小便短赤，舌尖红，苔薄黄，指纹多紫。

（3）惊恐伤神：夜间突然啼哭，似见异物状，神情不安，时作惊惕，紧偎母怀，面色乍青乍白，哭声时高时低，时急时缓，舌苔正常，指纹色紫，脉数。

【小儿推拿】

1. 治疗原则
夜啼的治疗原则为清心安神。

2. 基本方法
按揉百会100次，按揉印堂50次，清心经300次，清肝经200次，揉小天心300次。

3. 随症加减

（1）脾寒气滞，治应温中化滞，加补脾经400次，揉外劳300次，推三关300次，顺时针摩腹5分钟，按揉脾俞、足三里各50次。

（2）心经积热，治应清心泻火，加清小肠300次，水底捞月200次，清天河水300次，退六腑100次。

（3）惊恐伤神，治应安神定惊，加掐揉五指节各50次、掐揉精宁 100 次、掐揉威宁 100 次、按揉肝俞 50 次、按揉三阴交 30 次。

推拿治疗每天 1 次，5 次为 1 个疗程。

【预防护理】

（1）要注意防寒保暖，但也勿衣被过暖。

（2）孕妇及乳母不可过食寒凉及辛辣热性食物，勿受惊吓。

（3）不可将婴儿抱在怀中睡眠，不通宵开启灯具，养成良好的睡眠习惯。

（4）注意保持周围环境安静祥和，检查衣服被褥有无异物刺伤皮肤。

（5）婴儿无故啼哭不止，要注意寻找原因，如饥饿、过饱、闷热、寒冷、虫咬、尿布浸渍、衣被刺激等，除去引起啼哭的原因。

第十三节　汗　证

汗证是指不正常出汗的一种病证，即小儿在安静状态下，日常环境中，全身或局部出汗过多，甚则大汗淋漓。多发生于 5 岁以下小儿。

汗是由皮肤排出的一种津液。汗液能润泽皮肤，调和营卫，清除废秽。小儿由于形气未充，腠理疏薄，在日常生活中，若因天气炎热，或衣被过厚，或喂奶过急，或剧烈运动，都较成人容易出汗，若无其他疾苦，不属病态。小儿汗证有自汗、盗汗之分。睡中出汗，醒时汗止者，称盗汗；不分寤寐，无故汗出者，称自汗。盗汗多为阴虚，自汗多为阳虚。但小儿汗证往往自汗、盗汗并见，故在辨别其阴阳属性时还应考虑其他证候。

小儿汗证，多属西医学植物神经功能紊乱，而维生素 D 缺乏性佝偻病及结核感染，也常以多汗为主症，临证当注意鉴别，及时明确诊断，以免贻误治疗。反复呼吸道感染小儿，表虚不固者，常有自汗、盗汗；而小儿汗多，若未能及时拭干，又易于着凉，造成呼吸道感染发病。

【病因病机】

汗是人体五液之一，是由阳气蒸化津液而来的。如《素问·阴阳别论》所说："阳加于阴，谓之汗。"心主血，汗为心之液，阳为卫气，阴为营血，阴阳平衡，营卫调和，则津液内敛。反之，若阴阳脏腑气血失调，营卫不和，卫阳不固，腠理开阖不利，则汗液外泄。小儿汗证的发生，多由体虚所致。其主要病因为禀赋不足，调护失宜。

小儿脏腑娇嫩，元气未充，腠理不密，所以容易出汗。若先天禀赋不足，或后天脾胃失调，肺气虚弱，均可自汗或盗汗。肺主皮毛，脾主肌肉，肺脾气虚，表虚不固，故汗出不止。

营卫为水谷之精气，化生血脉，行于经隧之中为营气，其不循经络而直达肌表，充实于皮毛分肉之间为卫气，故有营行脉中，卫行脉外的论述。正常状态下，营卫之行不失其常。

若小儿营卫之气生成不足，或受疾病影响，或病后护理不当，营卫不和，致营气不能内守而敛藏，卫气不能卫外而固密，则津液从皮毛外泄，发为汗证。

气属阳，血属阴。小儿血气嫩弱，若大病久病之后，气血亏损；或先天不足，后天失养的体弱小儿，气阴虚亏。气虚不能敛阴，阴亏虚火内炽，迫津外泄而为汗。

小儿脾常不足，若平素饮食甘肥厚腻，可致积滞内生，郁而生热。甘能助湿，肥能生热，蕴阻脾胃，湿热郁蒸，外泄肌表而致汗出。

由此可见，小儿汗证有虚实之分，虚证有肺卫不固、营卫失调、气阴亏损，实证则为湿热迫蒸。

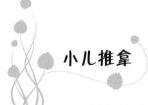

小儿推拿

【诊断要点】

（1）小儿在安静状态下，正常环境中，全身或局部出汗过多，甚则大汗淋漓。

（2）寐则汗出，醒时汗止者称盗汗；不分寤寐而出汗者称自汗。

（3）排除维生素 D 缺乏性佝偻病、结核感染、风湿热、传染病等引起的出汗。

【中医辨证】

（1）肺卫不固：以自汗为主，或伴盗汗，以头部、肩背部汗出明显，动则尤甚，神疲乏力，面色少华，平时易患感冒，舌淡，苔薄，脉细弱。

（2）营卫失调：以自汗为主，或伴盗汗，汗出遍身而不温，微寒怕风，不发热，或伴有低热，精神疲倦，胃纳不振，舌质淡红，苔薄白，脉缓。

（3）气阴亏虚：以盗汗为主，也常伴自汗，形体消瘦，汗出较多，神萎不振，心烦少寐，寐后汗多，或伴低热，口干，手足心灼热，哭声无力，口唇淡红，舌质淡，苔少或见剥苔，脉细弱或细数。

（4）湿热迫蒸：自汗或盗汗，以头部或四肢为多，汗出肤热，汗渍色黄，口臭，口渴不欲饮，小便色黄，色质红，苔黄腻，脉滑数。

【小儿推拿】

1. 治疗原则
汗证的治疗原则为益肺固表，补气养阴。

2. 基本方
补脾经 300~500 次，补肾经 400~600 次，清天河水 100~300 次，揉肾顶 100~300 次，运太阳 30~50 次。

3. 随症加减
（1）肺卫不固：治应益气固卫，加补肺经 300 次，揉板门 100 次，揉外劳 100 次, 推三关 300 次, 按揉肺俞、脾俞、足三里各 30~50 次, 捏脊 3 遍。

（2）营卫失调：治应调和营卫, 加开天门 50 次、推坎宫 50 次、运太阳 50 次、分手阴阳 100 次、揉内劳 100 次、推三关 100 次、分腹阴阳 100 次、捏脊 3 遍。

（3）气阴两虚, 治应益气养阴, 加揉小天心 100 次、清肺经 100 次、分手阴阳 100 次、推三关 300 次、摩丹田 5 分钟、捏脊 3 遍、按揉足三里 50 次、擦涌泉 100 次。

（4）湿热迫蒸, 治应清热化湿, 加清肝经 300 次, 退六腑 300 次, 清大肠 300 次、清小肠 100 次、清天河水 100 次、推脊 100 次、推下七节骨 100 次。

推拿治疗每天 1 次, 10 次为 1 个疗程。

【预防护理】

（1）注意个人卫生, 勤换衣被, 保持皮肤清洁和干燥, 拭汗用柔软干毛巾或纱布擦干, 勿用湿冷毛巾, 以免受凉。

（2）汗出过多致津伤气耗者, 应补充水分及容易消化而营养丰富的食物。勿食辛辣、煎炒、炙烤、肥甘厚味。

（3）注意病后调理, 避免直接吹风。室内温度湿度要调节适宜。

（4）进行适当的户外活动和体育锻炼, 增强小儿体质。

（5）加强预防接种工作, 积极治疗各种急、慢性疾病。

第十四节　惊　风

惊风是小儿时期常见的一种急重病证, 以临床出现抽搐、昏迷为主要特征, 又称"惊厥", 俗名"抽风"。惊风在任何季节均可发生, 一般以 1~5 岁的小儿为多见, 年龄越小, 发病率越高。其证情往往比较凶险，变化迅速，威胁小儿生命。所以，古代医家认为惊风是一种恶候。《幼科释谜·惊风》说："小儿之病，最重惟惊。"

由于惊风的发病有急有缓，证候表现有虚有实，有寒有热，故临证常将惊风分为急惊风和慢惊风。凡起病急暴，属阳属实者，统称急惊风；凡病势缓慢，属阴属虚者，统称慢惊风。本病西医学称为小儿惊厥。惊风伴有发热者，多为感染性疾病所致，颅内感染性疾病常见有脑膜炎、脑脓肿、脑炎、脑寄生虫病等；颅外感染性疾病常见有高热惊厥、各种严重感染（如中毒性菌痢、中毒性肺炎、败血症等）。不伴有发热者，多为非感染性疾病所致，除常见的癫痫外，还有水及电解质紊乱、低血糖、药物中毒、食物中毒、遗传代谢性疾病、脑外伤、脑瘤等。临证要详细询问病史，细致体格检查，并作相应实验室检查，以明确诊断，及时进行针对性治疗。

【病因病机】

1. 急惊风

急惊风病因以外感六淫、疫毒之邪为主，偶有暴受惊恐所致。

外感六淫，皆能致痉。尤以风邪、暑邪、湿热疫疠之气为主。小儿肌肤薄弱，腠理不密，极易感受时邪，由表入里，邪气枭张而壮热，热极化火，火盛生痰，甚则入营入血，内陷心包，引动肝风，出现高热神昏、抽风惊厥、发斑吐衄，或见正不胜邪，内闭外脱。若因饮食不节，或误食污染有毒之食物，郁结肠胃，痰热内伏，壅塞不消，气机不利，郁而化火。痰火湿浊，蒙蔽心包，引动肝风，则可见高热昏厥，抽风不止，呕吐腹痛，痢下秽臭。

小儿神气怯弱，元气未充，不耐意外刺激，若目触异物，耳闻巨声，或不慎跌仆，暴受惊恐，使神明受扰，肝风内动，出现惊叫惊跳，抽搐神昏。

总之，急惊风的主要病机是热、痰、惊、风的相互影响，互为因果。其主要病位在心肝两经。小儿外感时邪，易从热化，热盛生痰，热极生风，痰盛发惊，惊盛生风，则发为急惊风。

2. 慢惊风

慢惊风多见于大病久病之后，气血阴阳俱伤；或因急惊未愈，正虚邪恋，虚风内动；或先天不足，后天失调，脾肾两虚，筋脉失养，风邪入络。

由于暴吐暴泻，久吐久泻，或因急惊反复发作，过用峻利之品，以及它病误汗误下，以致脾阳不振，木旺生风；或因禀赋不足，脾肾素亏，长期腹泻，阳气外泄，先则脾阳受损，继则伤及肾阳，而致脾肾阳虚，虚极生风，即所谓"纯阴无阳"之慢脾风证。急惊风或温热病后，迁延未愈，耗伤阴津，肾阴亏损，肝木失于滋养，肝血不足，筋失濡养，可致水不涵木，阴虚风动。

总之，慢惊风病位在肝、脾、肾，病理性质以虚为主。病因多系脾胃受损，土虚木旺化风；或脾肾阳虚，虚极生风；或肝肾阴虚，筋脉失养生风。

【诊断要点】

1. 急惊风

（1）突然发病，出现高热、神昏、惊厥、喉间痰鸣、两眼上翻、凝视或斜视，可持续几秒至数分钟。严重者可反复发作甚至呈持续状态而危及生命。

（2）可有接触传染病患者或饮食不洁的病史。

（3）中枢神经系统感染小儿，脑脊液检查有异常改变，神经系统检查出现病理性反射。

（4）细菌感染性疾病，血常规检查白细胞及中性粒细胞常增高。

（5）必要时可做大便常规及大便细菌培养、血培养、脑脊液等有关检查及拍摄胸片。

2．慢惊风

（1）具有呕吐、腹泻、脑积水、佝偻病等病史。

（2）起病缓慢，病程较长。面色苍白，嗜睡无神，抽搐无力，时作时止；或两于颤动，筋惕肉瞤，脉细无力。

（3）根据小儿临床表现，结合血液生化、脑电图、脑脊液、头颅 CT 等检查，以明确诊断原发疾病。

【中医辨证】

1．急惊风

（1）风热动风：发热骤起，头痛身痛，咳嗽流涕，烦躁不宁，四肢拘急，目睛上视，牙关紧闭，舌红苔白，脉浮数或弦数。

（2）气营两燔：起病急骤，高热烦躁，口渴欲饮，神昏惊厥，舌苔黄糙，舌质深红或绛，脉数有力。

（3）邪陷心肝：高热烦躁，手足躁动，反复抽搐，项背强直，四肢拘急，口眼相引，神识昏迷，舌质红绛，脉弦滑。

（4）湿热疫毒：起病急骤，突然壮热，烦躁谵妄，神志昏迷，反复惊厥，呕吐腹痛，大便腥臭，或夹脓血，舌质红，苔黄腻，脉滑数。

（5）惊恐惊风：暴受惊恐后突然抽搐，惊跳惊叫，神志不清，四肢欠温，舌苔薄白，脉乱不齐。

2．慢惊风

（1）土虚木亢：形神疲惫，面色萎黄，嗜睡露睛，四肢不温，足跗及面部轻度浮肿，神志不清，阵阵抽搐，大便稀薄，色带青绿，时有肠鸣，舌淡苔白，脉细弱。

（2）气血两虚：肢体困惫，精神萎靡，身热起伏，语声低怯，面黄多汗，时时下利，手足搐搦，阵发颤抖，舌淡嫩苔少，脉沉细。

（3）脾肾阳虚：面色苍白或灰滞，囟门低陷，精神极度萎顿，沉睡昏迷，口鼻气冷，额汗涔涔，四肢厥冷，手足蠕蠕震颤，大便澄澈清冷，舌质淡，苔薄白，脉沉细无力。

（4）阴虚风动：虚烦疲惫，面色潮红、低热消瘦、震颤瘛疭；或肢体拘挛，手足心热，大便干结，舌光无苔，质绛少津，脉细数。

【小儿推拿】

一、急惊风

1. 治疗原则
急惊风的治疗原则为清热豁痰，镇惊熄风。

2. 基本方
（1）开窍：掐人中 5 次、拿合谷 10~20 次、掐端正 5 次、掐老龙 5 次、掐十王各 5 次、拿肩井 10 次、拿仆参 10 次（以上方法选择使用）。

（2）止抽搐：拿合谷、曲池、肩井、百虫、委中、承山各 20~30 次。

（3）其他：清心经 200 次、清肝经 200 次、清小肠 100 次、清大肠 200 次、清肺经 100 次，水底捞明月 100 次、打马过天河 100 次，推脊 100 次、推下七节骨 100 次。

3. 辨证加减
（1）风热动风：治应清热祛风、息风定惊，加开天门 50 次、推坎宫 50 次、运太阳 50 次、揉耳后高骨 50 次，推天柱骨 100 次，黄蜂入洞 100 次。

（2）气营两燔：治应清气凉营、息风开窍，加开天门 50 次、推坎宫 50 次、运太阳 50 次、退六腑 300 次、推三关 100 次。

（3）邪陷心肝：治应清心泻肝、镇惊安神，加清心经 200 次、清肝经 200 次、清天河水 300 次、掐揉五指节 50 次、按揉心俞、肝俞、肾俞各 50 次，掐揉涌泉 100 次。

（4）湿热疫毒：治应解毒清肠、息风开窍，加退六腑 300 次、推三关 100 次、清大肠 100 次、清小肠 100 次，拿肚角 5~10 次、顺时针摩腹 3~5 分钟，推下七节骨 100 次、按揉足三里 50 次。

（5）惊恐惊风：治应平肝清心、安神定惊，加清肝经 200 次、清心经 100 次、掐揉小天心 100 次，分腹阴阳 100 次、擦涌泉 100 次。

二、慢惊风

1. 治疗原则

慢惊风的治疗原则为培补元气，息风止痉。

2. 基本方

补脾土 400 次、清肝经 200 次、补肾经 400 次、按揉百会 30~50 次、推三关 300 次、揉中脘 100 次、摩丹田 5 分钟，拿曲池、肩井各 30 次，捏脊 3~5 遍、拿委中 30 次、按揉足三里 30 次。

3. 辨证加减

（1）土虚木亢：治应健脾抑肝，加揉板门 100 次、补胃经 100 次、推四横纹 100 次、掐揉小天心 50 次、按揉威灵 50 次、退六腑 100 次、按揉肝俞、肾俞各 50 次。

（2）气血两虚：治应补益气血，加龙入虎口 200 次，运水入土 100 次，补胃经 100 次，运外八卦 200 次，摩中脘 3 分钟，摩腹 5 分钟，按揉脾俞、胃俞各 50 次。

（3）脾肾阳虚：治应温补脾肾，加补胃经 100 次、补大肠 100 次、揉肾顶 200 次、揉板门 100 次、揉内劳 100 次，按揉肾俞、命门、脾俞各 100 次，擦八髎 100 次，擦涌泉 100 次。

（4）阴虚风动：治应滋水涵木、潜阳定风，加掐老龙 5 次、端正 5 次、掐揉小天心 100 次、掐总经 10 次、揉内劳 100 次、揉掌小横纹 100 次，揉肾纹 200 次、按揉肝俞 50 次、按揉肾俞 50 次、擦涌泉 200 次。

急惊风可每日推拿 1~2 次，不计疗程。慢惊风每日 1 次或隔日 1 次，15 次为 1 个疗程。

【预防护理】

（1）抽搐时，切勿用力强制，以免扭伤骨折。将小儿头部歪向一侧，防止呕吐物吸入。将纱布包裹压舌板，放在上下牙齿之间，防止咬伤舌体。

（2）昏迷、抽搐、痰多的小儿，应注意保持呼吸道通畅，防止窒息。

（3）保持安静，避免刺激。密切注意病情变化。

（4）做好小儿保健工作，调节精神情绪，加强体格锻炼，提高抗病能力。

（5）避免时邪感染。注意饮食卫生，不吃腐败及变质食物。宜吃营养丰富易消化的食物。

（6）有高热惊厥史的小儿，在外感发热初起时要及时降温，服用止痉药物。

第十五节　遗　尿

遗尿是指 3 岁以上的小儿不能自主控制排尿，经常睡中小便自遗、醒后方觉的一种病证。婴幼儿时期，由于形体发育未全，脏腑娇嫩，"肾常虚"，智力未全，排尿的自控能力尚未形成；学龄儿童也常因白天游戏玩耍过度，夜晚熟睡不醒，偶然发生遗尿者，均非病态。

年龄超过 3 岁，特别是 5 岁以上的儿童，睡中经常遗尿，轻者数日一次，重者可一夜数次，则为病态，方称遗尿症。

本病发病人群男孩高于女孩，部分有明显的家族史。本病病程较长或反复发作，重症病例白天睡着时也会发生遗尿，严重者会产生自卑感，影响身心健康和生长发育。

遗尿的文献记载最早见于《内经》，如《灵枢·九针》："膀胱不约为遗溺。"明确指出遗尿是由于膀胱不能约束所致。现代医学通过 X 线诊断，发现某些顽固性遗尿的小儿与隐性脊柱裂有关，这类小儿治疗困难。

【病因病机】

《素问·经脉别论》云："饮入于胃，游溢精气，上输于脾，脾气散精，上归于肺，通调水道，下输膀胱。"说明了饮食入胃，经消化后，其中精微散布到脾，由脾上输于肺，通过肺的宣发肃降，使水道通畅，而体内多余的水分，则下输至膀胱成为尿，然后排出体外，这是水液代谢的过程。肾主水，与膀胱互为表里，膀胱的气化有赖于肾气充足温煦。由此可见，尿液的生成与排泄，与肺、脾、肾、三焦、膀胱有着密切关系。遗尿的发病机制虽主要在膀胱失于约束，然与肺、脾、肾功能失调，以及三焦气化失司都有关系。其主要病因为肾气不固、脾肺气虚、肝经湿热。

（1）肾气不固：是遗尿的主要病因，多由先天禀赋不足引起，如早产、双胎、胎怯等，使元气失充，肾阳不足，下元虚冷，不能温养膀胱，膀胱气化功能失调，闭藏失职，不能制约尿液，而为遗尿。

（2）脾肺气虚：素体虚弱，屡患咳喘泻利，或大病之后，脾肺俱虚。脾虚运化失职，不能转输精微，肺虚治节不行，通调水道失职，三焦气化失司，则膀胱失约，津液不藏，而成遗尿。若脾虚失养，心气不足，或痰浊内蕴，困蒙心神，亦可使小儿夜间困寐不醒而遗尿。

（3）肝经湿热：平素性情急躁，所欲不遂，肝经郁热；或肥胖痰湿之体，肝经湿热蕴结，疏泄失常，且肝之经络环阴器，肝失疏泄，影响三焦水道的正常通利，湿热迫注膀胱而致遗尿。

此外，亦有小儿自幼缺少教育，没有养成夜间主动起床排尿的习惯，任其自遗，久而久之，形成习惯性遗尿。

【诊断要点】

（1）发病年龄在 3 周岁以上。

（2）睡眠较深，不易唤醒，每夜或隔天发生尿床，甚则每夜遗尿数次。

（3）尿常规及尿培养无异常发现。

（4）X 线检查，部分小儿可发现隐性脊柱裂，或做泌尿道造影可见畸形。

【中医辨证】

（1）肾气不固：睡中经常遗尿，甚者一夜数次，尿清而长，醒后方觉，神疲乏力，面白肢冷，腰腿酸软，智力较差，舌质淡，苔薄白，脉沉细无力。

（2）脾肺气虚：睡中遗尿，少气懒言，神倦乏力，面色少华，常自汗出，食欲不振，大便溏薄，舌淡，苔薄，脉细少力。

（3）肝经湿热：睡中遗尿，尿黄量少，尿味臊臭，性情急躁易怒，或夜间梦语磨牙，舌红，苔黄或黄腻，脉弦数。

【小儿推拿】

1. 治疗原则

遗尿虚证的治疗以温肾固涩，健脾补肺为主；实证的治疗以泻肝清热利湿为主。

2. 基本方

摩丹田 5~10 分钟，按揉肾俞 100 次，擦八髎至热，揉龟尾 100 次，

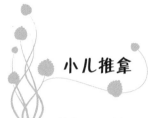
按揉三阴交 30 次，推其门 100 次。

3.随症加减

（1）肾气不固，加补肾经 400 次、推三关 300 次、按揉命门 100 次。

（2）肺脾气虚，加按百会 100 次、补脾经 400 次、补肺经 200 次、揉外劳 300 次、按揉脾俞 100 次。

（3）肝经湿热，加清肝经 200 次、清小肠 200 次、退六腑 300 次、揉印堂 100 次。

推拿治疗每天 1 次，10 次为 1 个疗程。

【预防护理】

（1）每日晚饭后注意控制饮水量。临睡前 2 小时最好不要饮水，少吃或不吃流质类食品。

（2）在夜间经常发生遗尿的时间点前，及时唤醒小儿排尿，坚持训练 1~2 周。家长应使小儿养成按时排尿的卫生习惯，如夜间入睡后，定时叫醒小儿起床小便。

（3）合理安排儿童的生活作息，活动不要太兴奋和剧烈，不要使其过度疲劳。

（4）对于遗尿小儿要耐心教育引导，切忌打骂、责罚，鼓励小儿消除怕羞和紧张情绪，建立起战胜疾病的信心。

第十六节　麻　疹

麻疹是由外感麻毒时邪引起的一种急性出疹性时行疾病，以发热、咳嗽、流涕、眼泪汪汪，全身布发红色斑丘疹及早期口腔两颊黏膜出现麻疹黏膜斑为特征。因其疹点如麻粒大，故名麻疹，我国南方地区称为痧、痧疹。西医学亦称本病为麻疹。

本病一年四季都有发生，但好发于冬、春二季，且常引起流行。

发病年龄以 6 个月至 5 岁为多。本病发病过程中若治疗调护适当，出疹顺利，大多预后良好；反之，调护失宜，邪毒较重，正不胜邪，可引起逆证险证，危及生命。患病后一般可获终身免疫。

传统中医将麻疹列为儿科四大要证之一，严重危害儿童健康。20 世纪 60 年代以来，我国普遍使用麻疹减毒疫苗预防接种，使本病发病率显著下降，有效地控制了大流行。近年来，临床上非典型麻疹病例有增多趋势，症状较轻，病程较短，麻疹逆证少见，发病有向较大年龄推移的现象，成人中未作过预防接种及未患过本病者的发病时有所见，值得引起注意。

【病因病机】

麻疹的主要发病原因为感受麻毒时邪。麻毒时邪从口鼻吸入，侵犯肺脾。肺主皮毛，属表，开窍于鼻，司呼吸。毒邪犯肺，早期邪郁肺卫，宣发失司，临床表现为发热、咳嗽、喷嚏、流涕等，类似伤风感冒，此为初热期。脾主肌肉和四末，麻毒入于气分，正气与毒邪抗争，驱邪外泄，皮疹透发于全身，并达于四末，疹点出齐，此为见形期。疹透之后，毒随疹泄，麻疹逐渐收没，热去津伤，进入收没期。这是麻疹顺证的病机演变规律。

麻疹以外透为顺，内传为逆。若正虚不能托邪外出，或因邪盛化火内陷，均可导致麻疹透发不顺，形成逆证。如麻毒内归，或它邪乘机袭肺，灼津炼液为痰，痰热壅盛，肺气闭郁，则形成邪毒闭肺证。麻毒循经上攻咽喉，疫毒壅阻，咽喉不利，而致邪毒攻喉证。若麻毒炽盛，内陷厥阴，蒙蔽心包，引动肝风，则可形成邪陷心肝证。少数小儿血分毒热炽盛，皮肤出现紫红色斑丘疹，融合成片；若小儿正气不足，麻毒内陷，正不胜邪，陌气外脱，可出现内闭外脱之险证。此外，麻毒移于大肠，可引起协热下利；毒结阳明，可出现口疮、牙疳；迫血妄行，可导致鼻衄、吐血、便血等证。

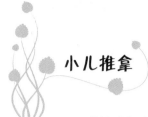

【诊断要点】

（1）初起发热，流涕，咳嗽，两目畏光多泪，口腔两颊黏膜近臼齿处可见麻疹黏膜斑。

（2）典型皮疹自耳后发际及颈部开始，自上而下，蔓延全身，最后达于手足心。皮疹为玫瑰色斑丘疹，可散在分布，或不同程度融合。疹退后有糠麸样脱屑和棕褐色色素沉着。

（3）未接种过麻疹疫苗者，在流行季节，有麻疹患者接触史。

（4）实验室检查：血象可见白细胞总数减少。疾病早期小儿鼻、咽、眼分泌物涂片，可见多核巨细胞。应用荧光标记的特异抗体，检测小儿鼻咽分泌物或尿沉渣涂片的麻疹病毒抗原，有助于早期诊断。

【中医辨证】

（1）邪犯肺卫（初热期）：发热，微恶风寒，鼻塞流涕，喷嚏，咳嗽，两眼红赤，泪水汪汪，倦怠思睡，小便短赤，大便稀溏。发热第2~3天，口腔两颊黏膜红赤，贴近臼齿处见微小灰白色麻疹黏膜斑，周围红晕，由少渐多。舌苔薄白或微黄，脉浮数。

（2）邪入肺胃（见形期）：发热持续，起伏如潮，阵阵微汗，谓之"潮热"，每潮一次，疹随外出。疹点先见于耳后发际，继而头面、颈部、胸腹、四肢，最后手心、足底、鼻准部都见疹点即为出齐。疹点初起细小而稀少，渐次加密，疹色先红后暗红，稍觉凸起，触之碍手。伴口渴引饮，目赤眵多，咳嗽加剧，烦躁或嗜睡，舌质红，舌苔黄，脉数。

（3）阴津耗伤（收没期）：疹点出齐后，发热渐退，咳嗽渐减，声音稍哑，疹点依次渐回，皮肤呈糠麸状脱屑，并有色素沉着，胃纳增加，精神好转，舌质红少津，苔薄净，脉细软或细数。

【小儿推拿】

1. 治疗原则

麻疹的治疗原则一般初热期以透表为主，见形期以凉解为主，收没期以养阴为主。

2. 基本方

推脾经 400 次，清肺经 300 次，清天河水 300 次，按揉肺俞 100 次，按揉足三里 50 次。

3. 随症加减

（1）邪犯肺卫（初热期），应清脾经，加推三关 100 次、开天门 50 次、推坎宫 50 次、运太阳 50 次、揉高骨 50 次、拿风池 10 次。

（2）邪入肺胃（见形期），应补脾经，加清心经 300 次、清胃经 200 次、掐揉小天心 100 次、掐揉二扇门 100 次、退六腑 300 次、揉外劳 100 次、推脊 100 次。高热者，可再加水底捞明月 100 次、掐揉一窝风 100 次。

（3）阴津耗伤（收没期），应补脾土，加补肺经 300 次、补肾经 400 次、揉二马 100 次、揉板门 200 次、摩中脘 300 次，按揉脾俞、胃俞各 50 次，捏脊 3~5 遍。出疹逾期不退，加掐揉一窝风 100~300 次、退六腑 300 次、推三关 100 次。呕吐，加掐揉内关 50 次。腹泻，加清大肠 200~500 次、掐揉左端正 10~20 次。

推拿治疗麻疹，初起期、见形期，每天 2 次；收没期，每天 1 次，直至完全恢复。需注意的是麻疹逆证不宜推拿治疗。

【预防护理】

（1）保持卧室空气流通，温度、湿度适宜，避免直接吹风受寒和过强阳光刺激，床铺被褥舒适柔软，环境安静。

（2）注意补足水分，饮食应清淡，易消化，发热出疹期忌油腻

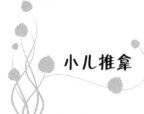

辛辣之品，恢复期宜食营养丰富食物。

（3）注意保持眼睛、鼻孔、口腔、皮肤的清洁卫生，每天按时清洗，防止破溃感染发生并发症。

（4）按计划接种麻疹减毒活疫苗。

（5）麻疹流行期间，应避免去公共场所和流行区域，减少感染机会。

（6）若接触传染源后，可采取被动免疫方法，注射胎盘球蛋白、丙种球蛋白等，并采取隔离措施，观察21天。

（7）麻疹小儿应早发现，早隔离，早治疗。一般在出疹第6天即无传染性。并发肺炎者，隔离时间延长至疹后10天。

第十七节　水　痘

水痘是由外感时行邪毒引起的急性发疹性时行疾病，以发热，皮肤分批出现丘疹、疱疹、结痂为特征。因其疱疹内含水液，形态椭圆，状如豆粒，故称水痘，也称水花、水疮、水疱。西医亦称水痘。

本病一年四季都有发生，但多见于冬春两季。任何年龄都可发病，而以1~4岁小儿为多见。本病传染性强，容易造成流行。预后一般良好，愈后皮肤不留瘢痕。患病后可获终身免疫。若是接受肾上腺皮质激素或免疫抑制剂治疗的患者罹患本病，症状严重，甚至可危及生命。

【病因病机】

水痘病因为外感时行邪毒，上犯于肺，下郁于脾而发病，其病在肺脾两经。时行邪毒由口鼻而入，蕴郁于肺，故见发热、流涕、咳嗽等肺卫症状。病邪郁于肺脾，肺主皮毛，脾主肌肉，时邪与内湿相搏，外透于肌表，则发为水痘。若毒邪尚轻，病在卫表者，则疱疹稀疏，点粒分明，全身症状轻浅；少数小儿素体虚弱，感邪较重，邪毒炽盛，内犯气营,可见疱疹稠密,色呈紫红,多伴有壮热口渴。甚者毒热化火,内陷心肝,出现神昏、抽搐。也有邪毒内犯,闭阻于肺,宜肃失司,可见咳嗽、气喘、鼻煽等重症。

【诊断要点】

（1）起病 2~3 周前有与水痘患者的接触史。

（2）临床表现初起有发热、流涕、咳嗽、不思饮食等症,发热大多不高,发热 1~2 天内,头面、发际及全身其他部位出现红色斑丘疹,以躯干部位较多,四肢部位较少。疹点出现后,很快变为疱疹,呈椭圆形,大小不一,内含水液,周围红晕,疱壁薄易破,常伴瘙痒,继则结成痂盖脱落,不留瘢痕。

（3）皮疹分批出现,此起彼落,在同一时期,丘疹、疱疹、干痂并见。

（4）实验室检查周围血白细胞总数正常或偏低。刮取新鲜疱疹基底物,用瑞氏或姬姆萨染色检查多核巨细胞,用酸性染色检查核内包涵体。

水痘需与下列疾病鉴别：麻疹、风痧、奶麻、丹痧均为斑丘疹,皮疹分布全身,形态细小如针尖或粟粒状,无疱疹、结痂现象。脓疱疮多发于夏天炎热季节,疱疹较大,壁较薄,内含脓液,不透亮,容易破溃,破溃后随脓液流溢蔓延附近皮肤而发,多发于头面部及四肢暴露部位。

【中医辨证】

（1）邪伤肺卫：发热轻微,或无发热,鼻塞流涕,伴有喷嚏及咳嗽,1~2 日皮肤出疹,疹色红润,疱浆清亮,根盘红晕不明显,点粒稀疏,此起彼伏,以躯干为多,舌苔薄白,脉浮数。

（2）毒炽气营：壮热不退,烦躁不安,口渴欲饮,面红目赤,水痘分布较密,根盘红晕显著,疹色紫暗,疱浆混浊,大便干结,小

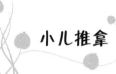

便黄赤。舌红或舌绛，苔黄糙而干，脉洪数。

【小儿推拿】

1. 治疗原则

水痘的治疗原则为清热解毒利湿。

2. 基本方

清天河水 300 次，退六腑 300 次，清肺经 300 次，清、补脾土各 200 次，揉内劳宫 300 次，分手阴阳 200 次，拿风池、肩井各 20 次。

3. 随症加减

（1）邪伤肺卫，治应宣肺清热解表，加开天门 50 次、推坎宫 50 次、运太阳 50 次、揉高骨 50 次、掐揉二扇门 300 次。

（2）毒炽气营，治应清营凉血解毒，加水底捞明月 100 次、掐四横纹各 30 次、补肾经 400 次、清肝经 300 次、掐揉小天心 100 次、推三关 300 次、掐十宣各 10 次。

推拿治疗每天 1~2 次，推拿时避开水痘。

【预防护理】

（1）室内空气要流通，注意避风寒，防止复感外邪。

（2）饮食宜清淡宜消化，多饮开水，可用白萝卜、荸荠、绿豆等煎水饮用。

（3）保持皮肤清洁，勿使搔抓，不宜洗浴，防止皮肤破损，继发感染。如有皮肤抓破，可外涂青黛散或黄芩油膏。

（4）对水痘小儿应立即隔离，直至全部疱疹结痂。

（5）被小儿呼吸道及皮疹分泌物污染的被服及用具，应进行暴晒、煮沸、紫外线照射等措施消毒。

（6）本病流行期间，勿带易感儿童去公共场所。接触水痘小儿后，应留检 3 周。

（7）对免疫缺陷、激素或免疫抑制剂治疗期间的儿童，接触水痘后可选用人体丙种球蛋白、胎盘球蛋白、带状疱疹球蛋白等肌内注射，预防感染本病。

第十八节　风　痧

风痧是感受风热时邪引起的急性出疹性疾病，以轻度发热、咳嗽、皮肤出现淡红色斑丘疹、耳后及枕部淋巴结肿大为特征。西医学称之为风疹。本病一年四季都可发病，多发于冬春季节，可造成流行。本病好发于 1~5 岁小儿，病后可获持久性免疫。本病一般证情较轻，多见邪犯肺卫证，恢复较快，少见并发症。如果孕妇妊娠早期患本病，可损害胚胎，影响胎儿正常发育，导致流产、死胎，或先天性心脏病、白内障、脑发育障碍等，值得重视。

【病因病机】

风痧病因为感受风热时邪，主要病机为邪毒与气血相搏，外泄肌肤所致。风热时邪从口鼻而入，郁于肺卫，蕴于肌腠，与气血相搏，邪毒外泄，发于肌肤。邪轻病浅，一般只伤及肺卫，故见恶风、发热、咳嗽等症，皮肤发出皮疹色泽浅红，分布均匀，邪泄之后迅速康复。若邪毒重者则可见高热烦渴，疹点红艳紫赤、密集等热毒内传营血、气营两燔证候。邪毒与气血相搏，阻滞于少阳经络则发为耳后及枕部淋巴结肿大。本病多数邪毒外泄，疹点透发之后，随之热退病解。发病重者，其病机重点在肺胃气分，涉及营血。一般不会出现麻疹、丹痧等其他出疹性疾病可见的邪陷心肝、内闭外脱等严重变证。

【诊断要点】

（1）小儿有与风痧患者的接触史。

（2）病初类似感冒，发热 1~2 天后，皮肤出现淡红色斑丘疹，1 天后布满全身，出疹 1~2 天后，发热渐退，疹点逐渐隐退。疹退后可有皮屑，无色素沉着。

（3）耳后、枕部及颈后淋巴结肿大。

（4）实验室检查：周围血象白细胞总数减少，分类以淋巴细胞相对增多，血清学检测风疹病毒抗体，小儿恢复期较病初期血清抗体增加 4 倍以上可确诊。

【中医辨证】

（1）邪犯肺卫：发热恶风，喷嚏流涕，伴有轻微咳嗽，精神倦怠，胃纳欠佳，疹色浅红，先起于头面、躯干，随即遍及四肢，分布均匀，稀疏细小，2~3 日消退，有瘙痒感，耳后及枕部淋巴结肿大，舌质偏红，苔薄白或薄黄，脉浮数。

（2）气营两燔：壮热口渴，烦躁哭闹，疹色鲜红或紫暗，疹点较密，甚则融合成片，小便黄少，大便秘结，舌质红，苔黄糙，脉洪数。

【小儿推拿】

1. 治疗原则

风疹的治疗原则为疏风清热解毒。

2. 基本方

清天河水 300 次，补肾经 400 次，揉外劳 300 次，揉板门 300 次。

3. 随症加减

（1）邪犯肺卫，治应宣肺解表，加开天门 50 次、推坎宫 50 次、运太阳 50 次、拿风池 10 次、拿揉曲池 30 次。

（2）气营两燔，治应清营凉血，加清肺经 300 次、清脾经 300 次、退六腑 300 次、掐揉小天心 100 次、按揉一窝风 100 次、分腹阴阳 300 次。

推拿治疗每天 1~2 次，直至治愈。

【预防护理】

（1）对于风痧小儿一般不必采取隔离措施，但在易感儿群集中的地方，可适当隔离，一般隔离 1 至出疹后 5 天。出疹期间减少外出，防止交叉感染，发生其他并发症。

（2）注意休息与保暖，衣服柔软，皮肤瘙痒时切莫抓挠，以免皮肤破损感染。

（3）体温较高者，可用物理降温法，同时多饮开水。

（4）饮食宜清淡易消化，不宜吃辛辣、煎炸食物。

（5）风痧流行期间，避免带易感儿童去公共场所。与风痧患者有密切接触史的儿童，可予口服板蓝根冲剂。

（6）保护孕妇，尤其妊娠早期 3 个月内，避免与风痧患者接触。有条件者对儿童、婚前女子接种风疹疫苗，可预防本病。

第十九节　顿　咳

顿咳是小儿时期感受时行邪毒引起的肺系时行疾病，临床以阵发性痉挛咳嗽，咳后有特殊的鸡啼样吸气性吼声为特征。本病因其咳嗽特征又名"顿呛""顿嗽""鹭鸶咳"；因其具有传染性，故又称"天哮呛""疫咳"。典型的顿咳与西医学百日咳相符。

顿咳好发于冬春季节，以 5 岁以下小儿最易发病，年龄愈小，则病情大多愈重，10 岁以上则较少罹患。病程愈长，对小儿身体健康影响愈大，若不及时治疗，可持续 2~3 个月以上。近年来，由于广泛开展百日咳菌苗预防接种，百日咳发病率已大为下降。但百日咳综合征及部分支气管炎出现顿咳证候者，同样可按本病辨证施治。

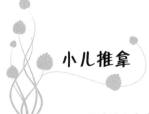

【病因病机】

本病由外感时行邪毒侵入肺系，夹痰交结气道，导致肺失肃降，为其主要病因病机。

小儿时期肺常不足，易感时行外邪，年龄愈小，肺愈娇弱，感邪机会愈多。病之初期，时行邪毒从口鼻而入，侵袭肺卫，肺卫失宣，肺气上逆，而出现形似普通感冒咳嗽症状，且有寒热的不同。继而疫邪化火，痰火胶结，气道阻塞，肺失清肃，气逆上冲，而咳嗽加剧，以致痉咳阵作，痰随气升，待痰涎吐出后，气道稍得通畅，咳嗽暂得缓解。但咳嗽虽然在肺，日久必殃及它脏。犯胃则胃气上逆而致呕吐；犯肝则肝气横逆而见两胁作痛；心火上炎则舌下生疮，咳则引动舌本；肺与大肠相表里，又为水之上源，肺气宣降失司，大肠、膀胱随之失约，故痉咳则二便失禁；若气火上炎，肺火旺盛，引动心肝之火，损伤经络血脉，则咯血、衄血；肝络损伤，可见目睛出血，眼眶瘀血等。病至后期，邪气渐退，正气耗损，肺脾亏虚，多见气阴不足证候。

年幼或体弱小儿体禀不足，正气亏虚，不耐邪毒痰热之侵，在病之极期可导致邪热内陷的变证。若痰热壅盛，闭阻于肺，可并发咳喘气促之肺炎喘嗽；若痰热内陷心肝，则可致昏迷、抽搐之变证。

【诊断要点】

1. 接触史

根据流行病学资料，顿咳患者一般都未接种百日咳疫苗或有与百日咳患者的接触史。

2. 临床表现

（1）初咳期：从起病至发生痉咳，为7~10天。病情类似感冒，可有发热、咳嗽、流涕及喷嚏等。2~3天后热退，鼻塞流涕渐减，而咳嗽日渐加重，由声咳渐转阵发性连续咳嗽，夜间为重。

（2）痉咳期：持续 2~4 周或更长。咳嗽呈阵发性、痉挛性剧烈咳嗽，咳后伴鸡鸣样吸气声。如此反复，小儿表情痛苦，颜面红紫，涕泪交加，舌向外伸，舌下破溃，最后咳出大量黏痰并吐出胃内容物，咳嗽暂缓。痉咳日轻夜重，每因情绪激动、进食等因素而诱发。新生儿和婴儿常无典型痉咳，而表现为窒息发作、抽搐痉挛、面唇青紫等危症。

（3）恢复期：痉咳消失至咳嗽止，为 2~3 周。本病的临床诊断应注意观察几个特殊的症状表现：痉挛性咳嗽，面目浮肿、目睛出血、舌系带溃疡。对于发病初期感冒症状逐渐减轻，而咳嗽反增，日轻夜重者，应高度怀疑本病。

【中医辨证】

（1）邪犯肺卫：鼻塞流涕，咳嗽阵作，咳声高亢，2~3 天后咳嗽日渐加剧，日轻夜重，痰稀白，量不多，或痰稠不易咳出，苔薄白或薄黄，脉浮。此证见于初咳期，为时 1 周左右。

（2）痰火阻肺：以阵发性痉挛性咳嗽为主要症状。咳嗽连续，日轻夜重，咳后伴有深吸气样鸡鸣声，吐出痰涎及食物后，痉咳得以暂时缓解。有些外因，如进食，用力活动，闻刺激性气味，或情绪激动时常易引起发作。轻则昼夜痉咳 5~6 次，重症多达 40~50 次。伴有目睛红赤，两胁作痛，舌系带溃疡。舌红，苔薄黄，脉数。此期为痉咳期，从发病第 2 周开始，病程长达 2~6 周。年幼及体弱的婴幼儿此期可发生变证：如咳嗽无力，痰鸣鼻煽，憋气窒息，面唇青紫的痰热闭肺证；或神识昏糊，四肢抽搐，口吐涎沫的邪陷心肝证。

（3)气阴耗伤：痉咳缓解，仍有干咳无痰，或痰少而稠，声音嘶哑，伴低热，午后颧红、烦躁，夜寐不宁，盗汗，舌红，苔少或无苔，脉细数。或表现为咳声无力，痰白清稀，神倦乏力，气短懒言，纳差食少，自汗或盗汗，大便不实，舌淡，苔薄白，脉细弱。

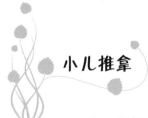

小儿推拿

【小儿推拿】

1. 治疗原则

顿咳的治疗原则为化痰清火，泻肺降逆。

2. 基本方

清肺经 300 次，揉外劳 300 次，逆时针运内八卦 300 次，清天河水 300 次，揉天突 100 次，分推膻中 100~300 次，按揉肺俞 50~100 次，按揉丰隆 50~100 次。

3. 随症加减

（1）初咳期（邪热犯肺），治应宣肺散热，加推四横纹 100 次、开天门 50 次、推坎宫 50 次、运太阳 50 次。风寒者，再加掐揉二扇门 100 次、推三关 300 次、拿风池 10 次；风热者，再加退六腑 300 次、推脊 100 次。

（2）痉咳期（痰火阻肺），治应清肺豁痰，加开璇玑 30 次、按弦走搓摩 100 次。腹泻，加清大肠 300 次、摩腹 5 分钟、推上七节骨 100 次。食欲不振，加揉板门 300 次，按揉脾俞、胃俞、足三里各 50~100 次。呕吐，加按揉内关 100 次。

（3）恢复期（气阴耗伤），治应益气养阴，去清肺经，加补肺经 300 次、补脾经 400 次、补肾经 400 次、掐揉四横纹各 30 次、掐揉小天心 100 次、按揉一窝风 100 次。

推拿治疗每天 1~2 次，不拘疗程，直至治愈。

【预防护理】

（1）小儿居室空气新鲜，但又要防止受凉，避免烟尘、异味刺激，诱发痉咳。

（2）小儿要注意休息，保证充足睡眠，保持心情愉快，防止精神刺激、情绪波动。

（3）饮食富营养易消化，避免煎炸辛辣酸咸等刺激性食物。宜少食多餐，防止剧咳时呕吐。幼小小儿要注意防止呕吐物呛入气管，避免引起窒息。

（4）按时接种白百破三联疫苗。易感儿在疾病流行期间避免去公共场所。

（5）发现百日咳小儿，及时隔离 4~7 周。与百日咳小儿有接触史的易感儿应观察 3 周，并服中药预防，如鱼腥草或鹅不食草，任选一种，15~20g，水煎，连服 5 天。

第二十节　鹅口疮

鹅口疮是以口腔白屑为特征的一种常见疾病，因口腔满布白屑时状如鹅口，故名；又因其色白如雪片，故又称"雪口"。本病无明显季节性，常见于禀赋不足，体质虚弱，营养不良，久病、久泻的小儿，尤以早产儿、新生儿多见。一般预后良好。本病在《诸病源候论·鹅口候》中已作了较为系统的论述，书中说："小儿初生口里白屑起，乃至舌上生疮，如鹅口里，世谓之鹅口。此由在胎时受谷气盛，心脾热气熏发于口故也。"明确指出了鹅口疮是由心脾积热所致。

【病因病机】

本病以胎热内蕴，口腔不洁，感染秽毒之邪为主要病因。孕母体内蕴积热毒遗于胎儿，或生后护理不当，口腔不洁，柔嫩黏膜易于破损，秽毒之邪乘虚而入，发为本病。或因疾病用药不当，正气受损，体内阴阳平衡失调，阴液暗耗，虚火内生，上熏口舌而成。

鹅口疮的病变部位在心脾，病久可影响到肾。脾开窍于口，脾络布于舌下，口腔黏膜有赖于脾气煦养；心开窍于舌，心脉布于舌上。心脾积热，循经上炎，熏灼口舌，秽毒外侵，致使口腔舌上产生白屑。

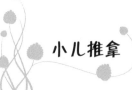

若因婴儿先天禀赋不足，素体阴亏，或久病伤阴，肾阴不足，水不制火，虚火上浮，内熏口舌，亦可导致口腔舌上出现白屑，且绵延反复。

【诊断要点】

（1）舌上、颊内、牙龈，或唇内、上腭散布白屑，可融合成片。重者可向咽喉等处蔓延，影响吮乳及呼吸。

（2）多见于新生儿、久病体弱儿，或长期使用抗生素者。

（3）取白屑少许涂片镜检，可见真菌的菌丝及孢子。

本病应与滞留奶块相鉴别。口腔滞留奶块，其状虽与鹅口疮相似，但用温开水或棉签轻拭，即可移动、除去。而本病白屑不易擦去，若用力擦去，其下面的黏膜潮红、粗糙。

【中医辨证】

（1）心脾积热：口腔舌上白屑堆积，周围红较甚，面赤唇红，烦躁不宁，吮乳啼哭，或伴发热，口干或渴，大便秘结，小便短黄，舌质红，脉滑数，或指纹紫滞。

（2）虚火上浮：口腔舌上白屑稀散，周围红晕不著，形体怯弱，面白颧红，手足心热，口干不渴，或大便溏，舌嫩红，苔少，脉细数无力，或指纹淡紫。

【小儿推拿】

1. 治疗原则

鹅口疮的治疗原则为实证应清热泻火，虚证宜滋阴降火。

2. 基本方

清天河水300次，退六腑100次，清肝经100次，清心经300次，掐揉小天心100次，擦涌泉至热。

3. 随症加减

（1）心脾积热，治疗应清心火、助脾运，加清脾经400次、揉内劳 100 次、清小肠 200 次、揉总经 100 次、推小横纹 300 次、揉掌小横纹 300 次、按揉肺俞 50 次。

（1）虚火上炎，治疗应滋肾阴、降虚火，加补脾土 400 次、补肾经 400 次、推三关 300 次、分手阴阳 100 次、按揉肾俞 50 次。

推拿治疗每天 2 次，直至治愈。

【预防护理】

（1）注意饮食卫生，食物宜新鲜、清洁。乳母不宜过食辛辣刺激之品。

（2）注意小儿口腔清洁卫生，哺乳婴儿的奶瓶、奶嘴，乳母的乳头均应保持清洁。

（3）勤喂水，避免过热、过硬或刺激性食物，防止口腔黏膜损伤。

（4）加强口腔护理，可用消毒棉签蘸冷开水轻轻拭洗小儿口腔，或用上面所列的外治方药洗搽口腔患处。

（5）对禀赋不足、久病、久泻的婴儿应加强护理。避免长期使用抗生素导致体内菌群失调。

第二十一节　口　疮

口疮是指以口腔内黏膜、舌、唇、齿龈、上腭等处发生溃疡为特征的一种小儿常见的口腔疾患。口疮发生于口唇两侧者，又称燕口疮；满口糜烂，色红作痛者，又称口糜。本病相当于西医学口炎。任何年龄均可发生，以 2~4 岁的小儿多见；一年四季均可发病。本病可单独发生，也常伴发于其他疾病之中。小儿口疮一般预后良好；若失治、误治，体质虚弱的小儿可导致重症，或反复发作，迁延难愈。

《素问·至真要大论》已有"火气内发，上为口糜"的记载，《诸病源候论·口疮候》亦有"小儿口疮，由血气盛，兼将养过温，心有客热熏上焦，令口生疮也"的论述，指出心经热盛，发生口疮。《小儿卫生总微论方·唇口病论》说："风毒湿热，随其虚处所着，搏于血气，则生疮疡……若发于唇里，连两颊生疮者，名曰口疮；若发于口吻两角生疮者，名曰燕口。"指出本病是由感受风毒湿热所致，由于发病部位不同，而有口疮与燕口疮之称。

【病因病机】

小儿口疮，多由风热乘脾，心脾积热，虚火上炎所致。主要病变在脾与心，虚证常涉及肾。风热乘脾者，因外感风热之邪，外袭于肌表，内乘于脾胃。脾开窍于口，胃络于齿龈，风热毒邪侵袭，引动脾胃内热，上攻于口，使口腔黏膜破溃，发为口疮。若夹湿热，则兼见口腔糜烂。

心脾积热者，因调护失宜，喂养不当，恣食肥甘厚腻，蕴积生热；或喜吃煎炒炙，内火偏盛，邪热内积心脾，循经上炎口腔，发为口疮。

虚火上炎者，因小儿"肾常虚"，若久患热病，或久泻不止，津液亏耗，肾阴不足，水不制火，虚火上浮，熏灼口舌，发生口疮。

【诊断要点】

（1）齿龈、舌体、两颊、上颚等处出现黄白色溃疡点，大小不等，甚至满口糜烂，疼痛流涎。

（2）外感引起者，初起有时可见口腔疱疹，继则破溃成溃疡，常伴发热，颌下淋巴结肿大。

（3）发病多与发热疾患或饮食失调有关。

（4）血象可见白细胞总数及中性粒细胞增高或正常。

本病应与鹅口疮相鉴别：鹅口疮多发生于初生儿或体弱多病的婴幼儿，口腔黏膜上出现白屑而不是溃疡，周围有红晕，疼痛不明显。

第 3 篇
巧手一推百病消

【中医辨证】

（1）风热乘脾：以口颊、上腭、齿龈、口角溃疡为主，甚则满口糜烂，或由疱疹转为溃疡，周围掀红疼痛拒食，烦躁不安，口臭，涎多，小便短黄，大便秘结，或伴发热，咽红，舌红，苔薄黄，脉浮数。

（2）心火上炎：舌上、舌边溃疡较多，色红疼痛，心烦不安，口干欲饮，小便短黄，舌尖红，苔薄黄，脉数。

（3）虚火上炎：口舌溃疡或糜烂，稀散色淡，不甚疼痛，反复发作或迁延难愈，神疲颧红，口干不渴，舌红，苔少或花剥，脉细数。

【小儿推拿】

1. 治疗原则

口疮的治疗原则：实证治宜清热解毒，泻心脾之火；虚证治宜滋阴降火，引火归原。

2. 基本方

清天河水 300 次，退六腑 100 次，清肝经 100 次，清心经 300 次，掐揉小天心 100 次，擦涌泉至热。

3. 随症加减

（1）风热乘脾：治应疏风清热，加开天门 50 次、推坎宫 50 次、运太阳 50 次、揉耳后高骨 50 次、推天柱骨 50 次、补脾土 200 次、摩腹 3 分钟、按揉足三里 30 次、拿风池 10~20 次、拿肩井 10 次。

（2）心火上炎，治应清心泻火，加清脾经 400 次、揉内劳 100 次、清小肠 200 次、揉肾顶 200 次、揉掌小横纹 300 次、按揉心俞 100 次、推脊 50 次。

（3）虚火上炎型，治应滋阴降火，加补脾土 400 次、补肾经 400 次、推三关 300 次、分手阴阳 100 次、按揉肾俞 50 次。

推拿治疗每天 2 次，直至治愈。

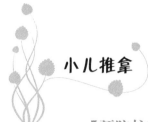

【预防护理】

（1）保持口腔清洁，注意饮食卫生，餐具应经常消毒。

（2）饮食宜清淡，给予半流饮食，避免粗硬食品，不宜过食辛辣炙及肥甘厚腻之品。

（3）初生儿及小婴儿口腔黏膜娇嫩，清洁口腔时，不应用粗硬布帛拭口，动作要轻，以免损伤口腔黏膜。

（4）对急性热病、久病、久泻小儿，应经常检查口腔，做好口腔护理，防止发生口疮。

第二十二节　滞　颐

滞颐，即流涎，俗称"流口水"，是指小儿口涎不自觉地从口内流溢出来，多见于1岁左右的婴幼儿，常发生在断奶前后。其名出自《诸病源候论》："滞颐之病，是小儿多涎唾，流出渍于颐下，此由脾冷液多故也"。《保婴撮要》说："小儿滞颐者，涎流出而渍于颐间也"。滞颐多见于口腔疾患中，如小儿口、咽黏膜炎症等均可引起。本病一年四季均可发生，尤以夏季为多。早期推拿治疗效果良好，多数预后良好，部分小儿可反复发作。本病相当于现代医学的口腔咽黏膜炎等疾病，称之为"流涎症"。

【病因病机】

滞颐的原因很多，一般分为生理性和病理性两大类。

生理性滞颐指1岁以内的婴幼儿因口腔容积小，唾液分泌量大，加之出牙时对牙龈的刺激，大多都会流涎。随着生长发育，在1岁左右的流涎现象就会逐渐消失。

病理性滞颐是指婴幼儿不正常地流口水，常有口腔黏膜炎症、面神经麻痹，伴有小嘴歪斜、智力下降等。另外，唾液分泌功能亢进、脾胃功能失调、吞咽障碍、脑膜炎后遗症等均可引起病理性滞颐。如2岁以后仍流涎，则可能是脑瘫、先天性痴呆等异常现象。

中医学认为本病的主要病因是脾胃湿热或脾胃虚弱。其主要病变部位在脾胃。《素问·宣明五气篇》中称："脾胃涎"，涎具有保护口腔黏膜、润泽口腔的作用，在进食时分泌较多，有助于食物的吞咽和消化，故有"涎出于脾而溢于胃"之说。在正常情况下，涎液上行于口但不溢于口外。该症多由食母乳过热或嗜食辛辣之物，以致脾胃湿热，熏蒸于口；或先天不足，后天失养，脾气虚弱，失于固摄，以致唾液外流而致病。

（1）脾胃积热：若乳母平素喜食炙烤辛辣之品，乳汁蕴热；或喂养不当，辅食多肥甘厚味，都可导致湿热蕴积于脾胃，上迫廉泉，津液外溢，而见滞颐。

（2）脾气虚弱：小儿素体不足，脾胃素虚；或母乳喂养时间过长，未能及时添加辅食，小儿营养不足，无以濡养脾胃，皆可导致脾胃虚弱，运化失职，津液失于输布，气虚不能摄津，故见滞颐。

【诊断要点】

（1）多见于3岁以内的小儿。

（2）唾液增多，不断流涎，浸渍于两颐及胸前，不仅衣服被浸润而常湿，且口腔周围发生粟样红疹及糜烂。

（3）全身状况均属佳良。

（小儿）口疮、（小儿）口糜、燕口疮为口颊、舌边、上腭、齿龈等处或口角发生溃疡、糜烂为特征，非流涎浸渍，可伴有发热等症。

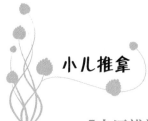

小儿推拿

【中医辨证】

（1）脾胃积热：流涎稠黏，颐肤红赤、痛痒，口角赤烂，面赤唇红，啼声响亮，口渴引饮，大便秽臭或燥结，小便短黄，舌质红，苔厚腻，脉滑数，指纹色紫。

（2）脾气虚弱：涎液清稀，多如漏水，颐肤湿烂作痒，面白唇淡，四肢不温，啼声低弱，大便稀溏，舌淡苔白，脉沉迟，指纹色淡红。

【小儿推拿】

1. 治疗原则

滞颐的治疗原则为运脾止涎。

2. 基本方

清脾经 300 次，揉板门 300 次，补肾经 400 次，分手阴阳 300 次。

3. 随症加减

（1）脾胃积热，宜清热泻脾，加清天河水 300 次、退六腑 100 次、清心经 200 次、揉涌泉 100 次。

（2）脾气虚弱，应温中健脾，加补脾经 600 次、推三关 300 次、按揉小天心 100 次、掐揉合谷 10 次。

推拿治疗每天 1 次，5 次为 1 个疗程。

【预防护理】

（1）乳母及小儿忌食辛辣炙烤食物。勿暴饮暴食，防止损伤脾胃。

（2）勿常亲吻、捏小儿腮部，以免刺激涎液分泌。

（3）保持口角等处皮肤干燥。勤换兜布，用柔软纱布揩拭涎水。

第二十三节 脱 肛

脱肛是指肛管、直肠向外翻出而脱垂于肛门外，又称直肠脱垂。脱肛有轻重之分，轻者仅有部分脱出，为直肠黏膜脱出；重者可完全脱出，脱出物包括直肠各层。直肠脱垂在小儿是一种自限性疾病，多数在 5 岁前自愈，故以非手术治疗为主。

【病因病机】

小儿先天不足，禀赋怯弱，或咳嗽、泻痢等病后体弱，中气不足，气虚下陷，不能摄纳，以致肛管、直肠向外脱出。或由于感受湿热之邪，湿热下注肠中，或便秘积热大肠，大便干结，迫肛外脱。

现代医学认为小儿脱肛多与下列因素有关：

（1）解剖因素：小儿骶尾骨弯度小，直肠较垂直，腹内压增高时，直肠缺乏支持而易于脱垂。直肠前凹陷腹膜反折过低，腹内压增高和肠袢压迫使直肠前壁突入直肠壶腹导致脱垂。

（2）腹内压增高：长期便秘、腹泻、慢性咳嗽和排尿困难等引起腹内压增高，可导致直肠脱垂。近年来国外研究发现，直肠脱垂常伴有精神或神经系统疾患，两者间的关系目前尚不清楚，有人认为神经系统病变时，控制及调节排便的功能发生障碍，直肠慢性扩张，对粪便刺激的敏感性减弱，从而产生便秘和控制排便能力下降。排便时异常用力，使肛提肌及盆底组织功能减弱，也是直肠脱垂的常见原因。

【诊断要点】

（1）病史：有先天不足、泻痢日久或大便干结等病史。

（2）临床表现：肛门直肠脱出不收，肿痛不甚或红肿疼痛瘙痒。一般的脱肛，每逢大便时才脱出，轻者便后能自动收回，重者便后需家长用手揉托方能收回。严重的脱肛，不仅大便时脱出，平时打喷嚏、

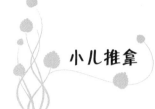

咳嗽等用力时也能脱出。

【中医辨证】

（1）气虚下陷：直肠脱垂不收，肿痛不甚，兼有面色发白或萎黄、形体消瘦、精神萎靡、肢体欠温、易汗、纳呆、舌淡，苔薄白，指纹色淡。

（2）湿热下注：直肠脱垂，红肿刺痛搔痒，肛门灼热，兼有大便干结或痢下，小便短赤，身微热，口干，舌红，苔黄腻，指纹色紫。

【小儿推拿】

1. 治疗原则

脱肛的治疗原则为升提固脱，益气清热。

2. 基本方

叩击百会 100 次，揉丹田 5 分钟，揉龟尾 300 次，按揉大肠俞、上巨虚各 50 次。

3. 随症加减

（1）气虚下陷，治应升阳益气，加补脾经 400 次、补肺经 200 次、补大肠 300 次、推三关 300 次、逆时针摩腹 5 分钟、推上七节骨 300 次、拿肩井 10 次。

（2）湿热下注，治应清热利湿，加清脾经 200 次、清大肠 200 次、退六腑 300 次、顺时针摩腹 5 分钟、推下七节骨 300 次。

推拿治疗每天 1 次，5 次为 1 个疗程。持续几个疗程后，如症状明显改善，可改为隔天 1 次。

【预防护理】

（1）患儿应避免蹲位排便，可采用侧卧或仰卧位排便。

（2）每次大便后应用温开水将肛门洗净；将脱出的直肠托回时，更应注意清洁，并防止擦伤而引起感染。

（3）小儿平时大便时间不能太长，便后要即令起立。

（4）平时要注意营养调理和饮食卫生。多食含纤维素多的蔬菜、水果。不宜吃刺激性食物，如辣油、芥末、辣椒等；不宜过食油腻；不宜食用带鱼、螃蟹等发物。

（5）当脱肛继发于腹泻、便秘等病症时，应同时积极治疗这些病症。

第二十四节　近　视

近视是指视远物模糊不清，视近物仍正常；亦即远视力不好，近视力正常。古人称近视为"能近怯远"症。近视多发生于青少年时期，发病率高，与远视、散光同属屈光不正。近视包括真性近视和假性近视。若眼球的大小和长度没有改变，只是由于长时间近距离阅读书写等引起眼睫状肌痉挛、调节紧张，看远时调节不能放松，从而看远看不清楚所产生的近视现象，称为假性近视。此类近视在解除了睫状肌痉挛后，视力可改善或恢复，故称为"假性近视"或"调节性近视"。假性近视如能得到及时治疗，则可恢复正常；如得不到及时治疗，近视程度就会越来越重，最终发展为真性近视。近视按近视程度分轻度、中度和重度近视。

【病因病机】

中医认为近视产生的原因有下列两个方面。

（1）内因：先天禀赋不足，肝肾亏虚，髓海空虚，目失所养；或后天饮食失调，脾胃虚弱，气血生化不足，影响升清输布，心气不足，目窍失养。

（2）外因：发生近视除遗传因素外，多与青少年时期不注意用眼卫生有关。如灯光照明不良、坐位姿势不良、常躺着看书、在颠簸的车上读报、课程负担过重、印刷品质量太差、看电视时间过长或距离太近等。

其他因素有营养不良、微量元素的缺乏、龋齿等都与近视的发生有一定关系。

【诊断要点】

（1）病史：有不良用眼习惯，如近距离长期阅读、视物。

（2）临床表现：视远物模糊不清，视近物正常。

（3）检查：目测视力。国际标准视力低于 0.8，对数视力低于 4.9。检眼镜、验光等检查屈光度 –3.0D 以下者为轻度近视，–3.0~–6.0D 为中度近视，–6.0D 以上者为重度近视。

【中医辨证】

（1）心气不足：看近物尚可，远视模糊不清，瞳仁无神，面色无华，心烦失眠，健忘，气短乏力，舌尖红，苔少，脉细弱。

（2）脾胃虚弱：看近物尚可，远视模糊不清，双目疲劳，眼痛，食欲不振，四肢乏力，大便溏薄，舌淡苔薄白，脉细。

（3）肝肾亏虚：看近物尚可，远视模糊不清，双目干涩，目视昏暗，眼易疲劳，头晕耳鸣，腰膝酸软，夜寐多梦，遗尿，舌淡苔薄白，脉微弱。

【小儿推拿】

1. 治疗原则

近视的治疗原则为补益肝肾，健脾养心，明目定志，舒筋通络。

2. 基本方

开天门 100 次，推坎宫 100 次，运太阳 50 次，按揉睛明、攒竹、四白各 50 次，推抹上下眼眶 50 遍，推桥弓左右各 10 次，扫散头部两侧胆经各 30~50 次，摇颈椎左右各 10 转，拿头顶及项肌 3~5 遍，分头面阴阳 3 遍，拿曲池、合谷、风池、肩井各 20 次。

3. 辨证加减

（1）心气不足，治应益气养心，加按揉心俞、膈俞、神门、足三里各 30~50 次，捏脊 2~3 遍。

（2）脾胃虚弱：治应健脾养胃，加摩腹 5 分钟，按揉脾俞、胃俞、足三里各 30~50 次，捏脊 2~3 遍。

（3）肝肾亏虚：治应补益肝肾，加摩丹田 3 分钟，按揉命门、肾俞各 30~50 次，捏脊 3~5 遍，擦涌泉 100 次。

推拿治疗假性近视每天 1 次，10 次为 1 个疗程，需持续至少 3~4 个疗程。

【预防护理】

（1）小儿必须注意用眼卫生，严格控制看书、看电视和用电脑的时间，从根本上减少各种导致近视的诱发因素。

（2）坚持经常眺望远处的景色，每天做眼保健操 2~3 次，多参加户外活动。

（3）加强营养，积极根治龋齿等疾患。

第二十五节 乳 蛾

乳蛾即西医所称的扁桃体炎。因扁桃体形状似乳头或蚕蛾，故中医学称其为"乳蛾"。乳蛾主要由于风热邪毒从口鼻而入侵犯肺胃两经，邪毒熏蒸于咽喉遂成本病。或肺胃素有积热，或热毒较甚，灼热肺胃之阴，津液不足，虚火上炎而成，常反复发作。

扁桃体炎为腭扁桃体的非特异性炎症，是咽部扁桃体发生急性或慢性炎症的一种病症，常见于青少年。本病多发于春秋季节，为耳鼻咽喉科的常见病。致病菌主要为溶血性链球菌。

西医学认为扁桃体是人体咽部的两个最大的淋巴组织，一般 4~5 岁后逐渐增大，到 12 岁以后开始逐渐萎缩。正常情况下扁桃体能抵抗进入鼻和咽腔里的细菌，对人体起到保护作用。小儿由于身体抵抗力低，加上受凉感冒，就会使扁桃体抵抗细菌的能力减弱，从而导致口腔、咽部、鼻腔以及外界的细菌侵入扁桃体而发生炎症。

【病因病机】

口咽部易遭受病菌的侵袭而发炎，这些细菌可能是外界侵入的，亦可能是隐藏于扁桃体隐窝内的。正常情况下，由于扁桃体表面上皮完整和黏液腺不断分泌，可将细菌随同脱落的上皮细胞从隐窝口排出，因此保持着机体的健康。

当机体因寒冷，潮湿，过度劳累，烟酒过度等原因造成抵抗力下降，细菌繁殖加强，扁桃体上皮防御功能减弱，腺体分泌功能降低时，扁桃体就会遭受细菌感染而发炎。

临床上将扁桃体炎分为急性和慢性两种，致病原以溶血性链球菌为主，其他如葡萄球菌、肺炎球菌、流感杆菌以及病毒等也可引起。急性扁桃体炎相当于"风热乳蛾"，慢性扁桃体炎相当于"虚火乳蛾"。风热乳蛾多因气候骤变，寒热失调，肺卫不固，致风热邪毒乘虚从口鼻而从侵喉核，或因过食烟酒等，脾胃蕴热，或因外感风热失治，邪毒乘热内传肺胃，上灼喉核，发为本病；虚火乳蛾多因风热乳蛾或温病之后余毒未清，邪热耗伤肺阴，或因素体阴虚，加之劳倦过度，肾阴亏损，虚火上炎，熏蒸喉核，发为本病。

【诊断要点】

1. 全身症状

本病起病急，寒战，高热，可达 39~40℃，一般持续 3~5 天，尤其是幼儿可因高热而抽搐、呕吐或昏睡、食欲不振等。

2.局部症状

咽痛是最明显的症状,吞咽或咳嗽时加重,剧烈者可放射至耳部,此乃神经反射所致,幼儿常因不能吞咽而哭闹不安。患儿若因扁桃体肿大影响呼吸时可妨碍其睡眠,夜间常惊醒不安。

3.体格检查

(1)急性病容,面色潮红,有口臭,舌苔厚,颈部淋巴结特别是下颌角处的淋巴结往往肿大,并且有触痛。

(2)咽部检查见扁桃体充血、肿大、表面可有黄白色脓性分泌物,有时渗出物可融合成膜状。

临床上按扁桃体的外形大小将扁桃体肿大分为Ⅰ～Ⅲ度:

Ⅰ度: 扁桃体肿大超出舌腭弓,但不超过咽腭弓。

Ⅱ度: 扁桃体肿大超过咽腭弓,但未达到咽后壁中线。

Ⅲ度: 扁桃体肿大达到咽后壁中线或超过咽后壁中线。

(3)血液学检查:白细胞总数增高,中性粒细胞增多。

注意与咽白喉、猩红热、流行性出血热、溃疡膜性咽峡炎、单核白细胞增多症、粒性白细胞缺乏症及淋巴白血病等相鉴别。

【中医辨证】

(1)肺经风热:发热畏寒,咽痛,咳嗽,舌红苔白或黄,脉数。

(2)肺胃蕴热:高热畏寒,咽痛剧烈,吞咽困难,口渴引饮,口臭便秘,舌红,苔黄厚,脉洪数。

(3)热毒内盛:高热不退,咽痛有增无减,伴同侧耳痛,吞咽困难,苔黄质红,脉洪数。

(4)阴虚火旺:咽干口燥,咽部似有物堵塞感,干咳,伴手足心热,或气短,腰酸,舌红少苔,脉细数无力。

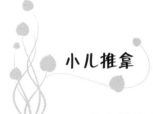

小儿推拿

【小儿推拿】

1. 治疗原则

乳蛾治疗的原则为活血利气，散结消肿。

2. 基本方

补肾经400次，清肺经300次，掐揉板门50次，掐十宣各5~10次，掐揉总经50次，掐揉一窝风50次，按揉翳风30次，轻揉下颌扁桃体处30~50次。

3. 随症加减

（1）肺经风热：治应疏风散热，加掐揉二扇门100次、掐揉小天心100次、清天河水300次、按揉三阴交30次。

（2）肺胃蕴热：治应清肺泻胃，加清天河水300次、退六腑300次、清胃经200次、掐揉小天心100次、分手阴阳100次、推下七节骨100次、按揉三阴交30次。

（3）热毒内盛：治应清热解毒，加清天河水300次、退六腑600次、水底捞明月100次、推三关200次、掐揉小天心100次、按揉三阴交30次、拿曲池、合谷、肩井各30次。

（4）阴虚火旺：治应滋阴降火，加掐揉小天心100次、补脾经400次、按揉肾顶300次、揉肾纹300次、运内八卦300次、分手阴阳100次、按揉三阴交30次。

急性扁桃体炎，推拿治疗每天2次，5天为1个疗程。慢性扁桃体炎，每天1次，10次为1个疗程。

【预防护理】

（1）加强锻炼，增强身体的抵抗力，在感冒流行的季节或是小儿出现脸色发红、轻微咳嗽等，可用板蓝根冲剂当茶饮，能起到预防作用。

（2）本身就有慢性扁桃体肥大的小儿，早晚用淡盐水漱口，能感到微咸为宜。

（3）爱护口腔卫生，养成良好的生活习惯。家长要督促孩子每天早晚刷牙、饭后清水漱口，避免食物残渣留存在口腔中。

（4）按时就餐，多喝水，多吃青菜、水果，不可偏食肉类，尤其不可过多食用炸鸡、炸鱼。

（5）保持居室适宜的温度和湿度，空气要保持新鲜流通。

第二十六节　痄　腮

痄腮是因感受风温邪毒，壅阻少阳经脉引起的时行疾病，以发热、耳下腮部漫肿疼痛为临床主要特征。民间亦称其为"鸬鹚瘟""蛤蟆瘟"，西医学称为流行性腮腺炎。

本病一年四季都可发生，冬春季易于流行。学龄儿童发病率高，能在儿童群体中流行。一般预后良好。少数儿童由于病情严重，可出现昏迷、惊厥变证，年长儿童如发生本病，可见少腹疼痛、睾丸肿痛等症。

痄腮的病名首见于金代，《疮疡经验全书·痄腮》记述："此毒受在牙根耳聤，通过肝肾气血不流，壅滞颊腮，此是风毒肿。"指出了本病的病因和病机特点。

【病因病机】

痄腮病因为感受风温邪毒，主要病机为邪毒壅阻少阳经脉，与气血相搏，凝滞耳下腮部。风温邪毒从口鼻肌表而入，侵犯足少阳胆经。胆经起于眼外眦，经耳前耳后下行于身体两侧，终止于两足第四趾端。少阳受邪，毒热循经上攻腮颊，与气血相搏，气滞血郁，运行不畅，凝滞腮颊，故局部漫肿、疼痛。热甚化火，出现高热不退，烦

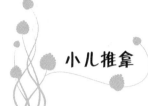

躁头痛，经脉失和，机关不利，故张口咀嚼困难。

足少阳胆经与足厥阴肝经互为表里，热毒炽盛，正气不支，邪陷厥阴，扰动肝风，蒙蔽心包，可出现高热不退、抽风、昏迷等症。

足厥阴肝经循少腹络阴器，邪毒内传，引睾窜腹，则可伴有睾丸肿胀、疼痛或少腹疼痛。肝气乘脾，还可出现上腹疼痛、恶心呕吐等症。

【诊断要点】

（1）当地有腮腺炎流行，发病前2~3周有流行性腮腺炎接触史。

（2）临床表现初病时可有发热，1~2天后，以耳垂为中心腮部漫肿，边缘不清，皮色不红，压之疼痛或有弹性，通常先发于一侧，继发于另一侧。口腔内颊黏膜腮腺管口可见红肿。

（3）腮腺肿胀经4~5天开始消退，整个病程为1~2周。

（4）常见并发症有睾丸炎、卵巢炎、胰腺炎等，也有并发脑膜炎者。

（5）实验室检查周围血象白细胞总数正常或降低，淋巴细胞相对增多。尿、血淀粉酶增多。

【中医辨证】

（1）邪犯少阳：轻微发热恶寒，一侧或两侧耳下腮部漫肿疼痛，咀嚼不便，或伴头痛，咽痛，纳少，舌红，苔薄白或淡黄，脉浮数。

（2）热毒壅盛：高热不退，腮部肿胀疼痛，坚硬拒按，张口、咀嚼困难，烦躁不安，口渴引饮，或伴头痛、呕吐，咽部红肿，食欲不振，尿少黄赤，舌红苔黄，脉滑数。

（3）邪陷心肝：高热不退，神昏，嗜睡，项强，反复抽风，腮部肿胀疼痛，坚硬拒按，头痛，呕吐，舌红，苔黄，脉洪数。

（4）毒窜睾腹：病至后期，腮部肿胀渐消，一侧或两侧睾丸肿胀疼痛，或伴少腹疼痛，痛甚者拒按，舌红，苔黄，脉数。

【小儿推拿】

1. 治疗原则

痄腮的治疗原则为清热解毒，软坚散结。

2. 基本方

开天门 100 次，推坎宫 100 次，运太阳 50 次，按揉耳后高骨 50 次，推天柱骨 100 次，补肾经 400 次，清天河水 300 次，清肝经 300 次，揉板门 300 次，退六腑 300 次，推三关 100 次。

3. 随症加减

（1）邪犯少阳，治应和解少阳，加按揉一窝风 100 次、按弦走搓摩 3~5 遍、按揉阳陵泉 30~50 次、拿合谷 10 次。

（2）热毒壅盛，治应清热解毒，加掐十王各 5~10 次，水底捞明月 300 次，推脊 100 次，拿风池 20 次，拿曲池、肩井、拿合谷各 30 次。

（3）邪陷心肝，治应清心泻肝，加清心经 300 次，清小肠 200 次，掐十王各 5 次，掐揉小天心 50~100 次，推脊 100 次，水底捞明月 100~300 次、打马过天河 100 次，拿风池、肩井、曲池、合谷各 30 次。

（4）毒窜睾腹：治应解毒散结，加摩丹田 5 分钟，推箕门 100 次，按揉足三里、三阴交各 50 次，拿肩井、曲池、合谷、阳陵泉各 30 次，擦涌泉 100 次。

推拿治疗每天 1~2 次。

【预防护理】

（1）小儿发热期间应卧床休息，居室空气流通，避免受凉，复感邪。

（2）饮食以流质、半流质为主，忌肥腻、辛辣、坚硬及酸性的食品。

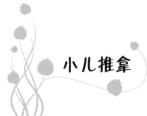

（3）注意口腔卫生，做好口腔护理。

（4）如出现神昏、抽搐、头痛及少腹剧痛等症，应予特别护理，配合抢救措施。

（5）发现痄腮小儿应及时隔离治疗，至腮腺肿胀完全消退为止。

（6）痄腮流行期间幼儿园及小学校要经常检查，有接触史及腮部肿痛的可疑小儿，要进行隔离密切观察，并给板蓝根 15~30g 煎服，或用板蓝根冲剂冲服，连服 3~5 天。

第二十七节　小儿肌性斜颈

小儿肌性斜颈以头向患侧歪斜、前倾，颜面旋向健侧为其特点。临床上，斜颈除极个别为脊柱畸形引起的骨性斜颈，视力障碍的代偿姿势性斜颈和颈部肌麻痹导致的神经性斜颈外，一般系指一侧胸锁乳突肌挛缩造成的肌性斜颈。

【病因病机】

肌性斜颈的病理主要是患侧胸锁乳突肌发生纤维性挛缩，起初可见纤维细胞增生的肌纤维变性，最终全部被结缔组织所代替。其病因尚未完全肯定，多数认为与分娩有关。分娩时一侧胸锁乳突肌因受产道或产钳挤压受伤出血，血肿机化形成挛缩。或分娩时胎儿头位不正，阻碍一侧胸锁乳突肌血运供给，引起该肌缺血性改变所致。胎儿在子宫内善向一侧偏斜也可导致斜颈。此外，还有胚胎期发育异常的说法。

【诊断要点】

小儿在出生后，颈部一侧可发现有梭形肿物（有的经半年后，肿物可自行消退），此后患侧的胸锁乳突肌逐渐挛缩紧张，状如条索状，小儿头部向患侧倾斜而颜面部旋向健侧。

少数小儿仅见患侧胸锁乳突肌在锁骨的附着点周围有骨疣样改变的硬块物。颈项活动障碍，向患侧旋转和向健侧侧弯有困难。

若不及时治疗，患侧颜面部的发育会影响，健侧一半的颜面部也会发生适应性的改变，使颜面部不对称。在晚期病例中，一般伴有代偿性的胸椎侧凸。

【小儿推拿】

1. 治疗原则

小儿肌性斜颈的治疗原则为舒筋活血，软坚消肿。

2. 治疗方法

（1）用食、中、无名指三指按揉患侧的胸锁乳突肌 10 分钟，重点是胸锁乳突肌的起止点。

（2）稍用力拿患侧胸锁乳突肌 10~20 次。

（3）一人用双手固定小儿双肩，操作者用双手扶住小儿头部两侧，缓缓向健侧侧扳 10 次。

推拿治疗每天 1 次，30 天为 1 个疗程。推拿治疗斜颈，短则 1~2 个疗程，长达一年半载，要有长期治疗的思想准备。

【预防护理】

（1）要注意矫正小儿头位，家长在日常喂奶、怀抱、睡眠垫枕时，应采用与斜颈相反的方向，以矫正斜颈。

（2）小儿不宜过早直抱，防止发生姿势性斜颈。

（3）孕妇应注意孕期检查，纠正不良胎位。

（4）孕期注意坐的姿势，不要曲腰压腹，防止对胎儿造成不良影响，而致斜颈。

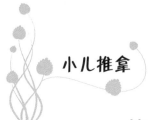

第二十八节　小儿桡骨头半脱位

本病与一般关节脱位不同，仅是桡骨小头离开了正常位置，并无关节囊破裂。多见于6岁以下儿童。

【病因病机】

多在小儿手拉手游戏、家长给小儿穿衣或领小儿走路时过度牵拉前臂而发生本病。小儿桡骨头和桡骨状韧带发育不全，若过度牵拉小儿前臂，易使桡骨头从环状韧带中滑出而发生本病。

【诊断要点】

（1）病史：多有牵拉前臂史。

（2）临床表现：半脱位后，小儿哭闹，患肢不敢活动而垂于体侧，前臂呈旋前位。

（2）检查：局部疼痛和压痛，但无明显肿胀。

【小儿推拿】

1. 治疗原则

小儿桡骨头半脱位的治疗原则为理筋复位。

2. 治疗方法

医者一手握住小儿的患侧肘部，以拇指压在桡骨头处；另一手握住患侧腕部，将前臂微微过伸和旋后，然后将患侧肘关节屈曲即可复位。一般不需固定。

【预防护理】

（1）平时注意不要过于用力牵拉小儿上肢。

（2）桡骨头复位后，可用三角巾悬吊。

第 4 篇
小儿推拿护航大健康

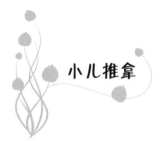

第一节　安神保健推拿法

精神调摄是中医保健中极为重要的内容，古人认为，心主神明。如小儿精神振作、二目有神、表情活泼、面色红润、呼吸调匀，均为气血调和、神气充沛无病的表现，即使有病也多轻而易愈。但是由于小儿神气怯弱、知觉未开（神经系统发育不健全），小儿病理特点为心气有余、见闻易动、易受惊吓，故病多惊悸哭叫、手足动摇、神乱不安等，因此小儿的精神调摄是极为重要的，应用安神保健法能养心安神、滋阴养血，因此，对心肝血虚、心神失养、神志不宁等症也能起到治疗和防微杜渐的作用。对小儿突然见异物，或听到大声或失足跌扑等引起的发热、面色时青或时红、梦中呓语、手足蠕动、夜卧不安，甚至抽风搐弱等也有显著效果。

【推拿处方】

拍心俞 50 次、厥阴俞 50 次，按揉心俞、肺俞各 30 次，抚背50~100 遍，猿猴摘果 30 次，按揉内关 5~10 次。介质：滑石粉。

【操作方法】

（1）家长左手怀抱小儿，使其背向后，术者用右手掌心轻轻拍小儿左上背部相当于肺俞、厥阴俞、心俞部位，拍时要用空掌，即指掌关节微屈，动作轻柔要有节奏，拍毕用拇、食指面分别按揉双侧肺俞、心俞、厥阴俞各 30 次。

（2）姿势同上，术者用左手中指贴在督脉上（颈椎棘突上），右手食、无名指分别置于颈椎两旁的足太阳膀胱经上，即中指按在督脉的风府穴上，食、无名指分别按在两侧的风池穴，自上而下推抚50~100 遍。

（3）家长取抱坐势，怀抱小儿，术者与其面对而坐，术者以两手食、中指夹往小儿的耳尖向上提 5~10 次，再用双手拇、食指捏住双耳垂向下拉 3~5 次，最后双手捧小儿头部左右摇功 3~5 遍。

（4）用拇指螺纹面按揉双侧内关穴各 5~10 次。

结束推拿。

【注意事项】

（1）睡前或下午进行推拿为好，每天操作 1 次，5 次为一疗程，可连续 2 个疗程。

（2）保证小儿有足够的睡眠。

（3）养成良好的睡眠习惯，睡前切勿逗引玩笑，以免使小儿过度兴奋。

第二节　健脾和胃推拿法

脾胃为后天之本，主运化水谷和输布精微，为气血生化之源，小儿脏腑形态发育未全，故运化功能也未健全，易为饮食所伤而出现积滞、呕吐、泄泻、厌食等症，所以中医学有小儿脾常不足之说。但小儿生长发育快，需要的水谷精微却较成人更迫切，因此注意调理脾肾，使其正常运转是儿童健康成长的基本保证。古人主张扶正气以抗邪，首先应调理脾胃，才能使小儿运化健旺、元气充足、抗病力强、不易为外邪所犯。应用推拿保健法健脾和胃增强食欲，调汇气血，已在临床证实，它不但能理气血，并能提高人体素质、增强抵御疾病的能力。推拿健脾和胃的保健方法很多，可以独取一法，也可以数法结合，配合应用，应视小儿体质强弱，灵活选用。

【推拿处方】

处方一：摩腹。

处方二：捏脊 3~5 遍。

处方三：补脾经 500 次，揉足三里 300 次，摩腹 300 次，捏脊 3~5 遍。

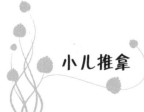

以炒盐（将食盐炒热装袋）或滑石粉为介质。

【操作方法】

方法一：

①小儿取仰卧势，术者坐其一侧，以掌心置儿腹部作顺时针方向摩腹 50 次，再作逆时针方向摩腹 50 次。

②将炒热的细盐用布包紧后，用盐包由中脘至下脘部顺时针方向摩熨 50 次，逆时针方向摩熨 50 次，然后轻按在中脘部 1~2 分钟。

方法二：

①小儿空腹取俯卧位，先用食、中两指在脊柱两侧自上而下轻轻按揉 2~3 遍。

②姿势同前，暴露脊背，先作常规捏 3 遍；第 4~5 遍时，在肾俞、胃俞、肺俞处各重捏一下；最后用双手拇指按揉以上俞穴 3~5 次结束。

处方三：

①小儿取抱坐势，术者固定其左手，先补脾经，次揉足三里。

②小儿取仰卧势摩腹 300 次。

③小儿俯卧捏脊 3~5 遍（操作方法同前）。

【注意事项】

一般在清晨或饭前进行，每法以 6 次为 1 疗程，疗程间休息 3 天。急性传染病期间可暂停，待病愈后再进行。

第三节　健脾保肺推拿法

小儿肺常不足，因肺为清虚之体，既易于受邪，又不耐寒热，故在病理上形成了肺为娇脏，难调而易伤的特点，小儿肺气之所以娇弱，主要关键在脾常不足，《素问·阴阳应象大论》说："脾生肉，肉生肺。"脾与肺为母子之脏，母病必涉及于子，脾气虚，则肺气不足，外邪最易乘虚而入，使肺失清肃而产生各种疾病；如果脾气健旺，则水谷精微之气上注于肺，卫外自固，外邪就无从而入；肺气强弱与否，实赖于后天脾胃之气，故要预防外邪的入侵，必须健脾，并及时疏解风邪。经常采用健脾保肺推拿法可以调达营卫、宣通肺气，增强身体的御寒能力，预防感冒的发生。

【推拿处方】

处方一：揉外劳宫 300 次，黄蜂入洞 50 次，按揉肩井 3~5 次。

处方二：推补脾经 300 次，摩囟门 100 次，推八道各 50 次，揉手足心各 50 次。

以葱、姜汁为介质。

【操作方法】

对易患感冒咳嗽者宜选用处方一。

小儿取抱坐位，术者用左手持小儿的右手，用右手拇指揉外劳宫毕后，与小儿对面而坐，用左手固定在其枕后部，右手食、中两指分别置小儿鼻翼两旁做上下揉动 50 次，按揉肩井 3~5 次结束。

对常易伤食、感冒交替出现，或感冒发病前表现食欲旺盛的小儿，尤为适宜处方二。

（1）家长取抱坐位，术者用左手固定小儿的左手，暴露其拇指，将其拇指曲屈从指尖推向指根，然后用右手中指揉儿手心及足心（相当于内劳宫或涌泉穴及其周围）。

（2）小儿取仰卧势，术者站在小儿一侧，用双手拇指从第 1、2 肋间隙的胸肋关节处向两边作分推，依次推第 2~3、第 3~4、第 4~5 肋间隙，最后用中指揉膻中 50~100 次。

（3）取怀抱势，小儿背向操作者，操作者用掌心轻拍其肺俞部

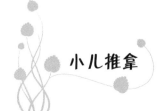

位 50 次，拿肩井 3~5 次。结束推拿。

【注意事项】

（1）一般宜在清晨进行，每天操作 1 次，5 次为 1 疗程。疗程间休息 3 天，可继续进行第二疗程。

（2）平时衣着不要过于暖厚。

（3）注意饮食，不宜过食生冷油腻之物。

第四节　益智保健推拿法

正常小儿的健康成长，是由肾的元阴元阳相互协助，相互支持，相互影响的结果。肾主藏精，精生髓，髓又上通于脑，故又称脑为髓之海，精足则令人智慧聪明，故益智保健法能促进小儿智力开发，身心健康，精神愉快，并对小儿的五迟（立迟、行迟、发迟、齿迟、语迟）、五软（头项软、口软、手软、足软、肌肉软）、解颅等属小儿发育障碍的疾患有一定的治疗作用。

【推拿处方】

推五经 100 次，捏十宣各 20 次，摇四肢关节各 20~30 次，捻十指及十趾各 2~5 遍，捏脊 3~5 遍。以滑石粉为介质。

【操作方法】

（1）小儿取坐势或仰卧势，操作者以左手托小儿左手使手心向上，操作者右手五指并拢合于小儿掌上，从其掌根开始，沿手掌，顺指根向指尖推去，反复操作称为推五经。

（2）姿势同上，术者从其右手拇、食、中、无名、小指各捏 20 次，然后摇四肢腕、髋、踝关节各 20~30 次，再用拇、食指指面捻儿十指、趾各 2~5 遍。

（3）小儿取俯卧势或横卧在家长双腿上使其背朝上，术者以双手拇、食指面捏脊 3~5 遍，重提肾俞、脾俞、心俞各 3~5 次，按揉肾俞、脾俞、心俞各 3 次，然后将中指置督脉大椎穴上，食、无名指分别置足太阳膀胱经风门穴上，自上而下反复推 10 遍。

【注意事项】

（1）本法适宜于 3 周岁以下的幼儿，可每日 1 次，连续 30 次为 1 疗程，疗程间休息 1 周，再做第二疗程。

（2）本法亦适应于五迟、五软、解颅或脑病后遗症，要长期坚持，每隔两个月休息 1 周后再继续过行。

（3）对五软的小儿可适当选用补心养血或补肾养肝的方剂。

（4）对智力差的儿童要同时进行行为指导，开发智力，树立其对疾病治愈的信心。

第五节　眼保健推拿法

眼睛是人体的重要器官，保护视力对生活起居、工作学习、保持充沛的精力有密切的关系，应从小养成保护眼睛的好习惯。眼保健推拿法是通过推拿手法对穴位的刺激，达到疏通经络，调和气血，增强眼周围肌肉的血液循环，改善眼部神经的营养，使眼肌的疲劳得以解除。

【推拿处方】

揉攒竹 64 次，掐揉鱼腰 64 次，揉丝竹空 64 次，挤揉睛明 64 次，揉太阳 64 次，揉四白 64 次，刮眼轮 64 次，拿风池、曲池、合谷各 3~5 次，按揉颈部棘突各 8 次，分推肩胛骨 64 次。

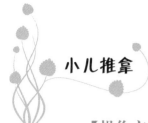

【操作方法】

（1）屈膝正坐，双手放于膝上，静坐 2~3 分钟。

（2）双手上举，上臂向内微收，双手拇指桡侧端以次揉攒竹、鱼腰、丝竹空、太阳、四白各 64 次（以 8 次为一节拍共 8 个节拍，心中默念），而其他四指微曲如握空拳支持在额上。

（3）以左或右手拇指、食指分别置于双侧睛明穴上，做相对用力的挤捏，以局部酸胀为度。

（4）以双手食指第二节桡侧面刮眼眶，自上而下为一圈，轮刮上下一圈计四拍，共 64 次。

（5）双上肢肘关节曲屈，两手上举，以中指按风池，然从第 1 颈椎棘突，棘间自上而下各揉 8 个 8 拍，共 64 次，再用双手食、中、无名三指推颈椎旁肌肉，自上而下 5~10 遍。

（6）摇颈耸肩，低头自左向后、向右、再向前，反复 8 次，双肩关节耸动向前 8 次，向后 8 次。

【注意事项】

（1）本法对 7~15 岁的少年儿童最适用，每天可在课间或作业后进行。

（2）要经常督促学生剪短指甲，保持双手清洁。

（3）按揉穴位要正确，手法要轻缓，以轻微酸胀为度，不要过分用力，以免擦伤皮肤。

（4）操作毕可以眺望远处绿色植物。

（5）尽量减少甜食的摄入。

第六节　预防食复推拿法

热病之后，胃气尚虚，余邪未尽，小儿每多思食，若纳谷太骤，致余邪挟食滞而复发热，临床上称之为食复。应用推拿方法，调理病后脾胃，能增加脾胃功能，预防食复出现。

【推拿处方】

分手阴阳 100 次，清补脾经各 300 次，逆运内八卦 100 次，摩中脘 100 次，按弦走搓摩 50 次。以滑石粉为介质。

【操作方法】

（1）操作者两手食、中两指挟持小儿左手腕，两手拇指自其大小鱼际中点向两边（阴池、阳池）做分推 100 次，即为分手阴阳。

（2）操作者右手拇指蘸滑石粉，将小儿拇指伸直，自其桡侧指尖推向指根，再由指根推向指尖（一来一回为清补）。

（3）操作者左手拇指按于小儿左手上，右手拇指面逆运内八卦 100 次。

（4）小儿取仰卧势，操作者用右手做顺时针或逆时针摩中脘各 100 次。

（5）操作者两手掌贴于小儿两胁，自腋下搓推至髂前上棘 50 次。

第七节　强身保健推拿法

强身保健推拿法具有健脾和胃，增进食欲，强壮身体，促进发育等作用。

【推拿处方】

按揉中脘 3 分钟，摩腹 3 分钟，按揉双侧足三里各 50 次，捏脊 3~5 遍。

【操作方法】

（1）小儿仰卧位，操作者以右手中三指顺时针摩中脘 3 分钟。

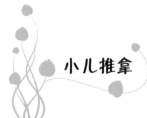

（2）接上势，操作者用右手掌顺时针摩腹 3 分钟。

（3）接上势，操作者用一手拇指螺纹面按揉足三里，左右各 50 次。

（4）小儿俯卧位，操作用双手拇指和食、中指相对用力，自下而上拿捏脊柱两侧的皮肤 3~5 遍。

【注意事项】

该法一般宜在清晨或空腹时进行，每天操作一次。患急性病期间可暂停，待愈后再恢复进行。

第八节　防感保健推拿法

本法具有宣肺利窍，通阳固表，预防感冒、支气管炎等作用。长期推拿，可大大提高抗感冒的能力。

【操作方法】

（1）搓掌（以双手掌对搓发热为度），趁掌热擦面 80 次（或面颊发热即止）。

（2）指揉迎香穴 30 次。

（3）推擦胸背各 3~5 遍。

（4）按揉合谷 30 次。

（5）揉外劳宫 100~300 次。

本法可每日操作 1 次。流感严重流行时，可每日 2 次。擦胸背时可蘸少许麻油，或医用滑石粉等，注意防止受凉。

第九节　小儿脊柱保健推拿法

小儿脊柱在生长发育过程中，常可因坐姿不良或长时间单肩背书包而出现脊柱侧弯、双肩不对称等畸形。为了避免这种畸形，家长除了平时要求孩子有正确的坐姿外，还可对孩子做一些推拿手法，以防止脊柱畸形发生。

【推拿方法】

（1）小儿俯卧，用双掌沿背部到腰骶部施掌推法数遍。

（2）从胸到腰骶部沿脊柱两侧施掌根揉法数遍。

（3）从胸到腰骶用掌很交替在脊柱上拖按压法。

（4）点揉身柱、至阳、命门各点各 1 分钟。

（5）小儿仰卧，家长位于小儿头部，用双手握住小儿双腕部做屈伸拉法数遍。

（6）家长站于小儿脚底部做屈膝屈髋拉法数遍。

（7）小儿坐位，捏肩 1~2 分钟。

（8）双手拿于两肩部左右施扭法，左右各 10 遍。每天 1 次，持之以恒。

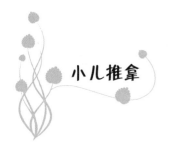

附：小儿推拿歌赋选读

在明清时期成书的小儿推拿专著中，记载了许多朗朗上口的歌赋，这些歌赋内容广泛，语言精炼，便于记诵。歌赋的内容包括穴位主治、临床诊断、推拿配伍等方面，至今对小儿推拿都很好的指导意义。因此，本书选录部分歌赋，供读者参考。

一、掌面推法歌

三关出汗行经络，发汗行气此为先，倒推大肠到虎口，止泻止痢断根源。脾土曲补直为推，饮食不进此为魁，疟痢疲羸并水泻，心胸痞痛也能祛。掐肺一节与离经，推离往乾中间轻，冒风咳嗽并吐逆，此经神效抵千金。肾水一纹是后溪，推下为补上清之，小便秘涩清之妙，肾虚便补为经奇。六筋专治脾肺热，遍身湿热大便结，人事昏沉总可推，去病浑如汤泼雪。总筋天河水除热，口中热气并拉舌，心经积热火眼攻，推之方知真妙诀，四横纹和上下气，吼气腹疼皆可止。五经纹动脏腑气，八卦开胸化痰最，阴阳能除寒与热，二便不通并水泻。人事昏沉痢疾攻，救人要诀须当竭，天门虎口揉斗肘，生血顺气皆妙手。一掐五指爪节时，有风被吓宜须究，小天心能生肾水，肾水虚少须用意。板门专治气促攻，扇门发热汗宣通，一窝风能除肚痛，阳池专一止头疼，精宁穴能治气吼，小肠诸病快如风。

——选自《保婴神术》

二、杂症推拿手法歌

吐逆四肢冷肚响，吐乳须知胃有寒，三关水火各二十，清金清肾四横文。八卦各皆加半百，数次天门虎口完，食揉斜肘椒葱汁，茱萸蛤粉脚心安。肚痛三关推一十，补脾二十掐窝风，运卦分阴并补肾，揉脐入虎口中心，各加五十掐指节，肸肘当揉二十工，艾敷小肚须臾止，虎口推完忌乳风。火眼三关把肺清，五经入土捞明月，各加二十月斗 肘十，清河退腑阴阳穴，五十横纹十戏珠，两次天河五指节。气肿天门是本宗，横纹水肿次详阅，虚肿肚膨用补脾，此是神仙真妙诀。黄肿三关并走磨，补肾皆将二十加，补土横纹皆五十，精灵一掐服山查，推时须用葱姜水，殷勤脐上麝香搽。走马疳从关上推，赤凤阴阳一十归，清河运卦兼捞月，各加五十麝香推，烧过焙子同炉底，等分黄连作一堆。头痛一十向三关，清土分阴并运卦，横纹及肾天河水，太阳各按五十下，阳池一掐用葱姜，取汗艾叶敷顶上。痰疟来时多战盛，不知人事极昏沉，阴阳清肾并脾土，五十麝香水可寻，走磨横纹各二十，桃叶将来敷脚心。食疟原因人瘦弱，不思饮食后门开，一十三关兼走磨，补土横纹五十回，肸肘一十威灵掐，上马天门数次归。邪疟无时早晚间，不调饮食致脾寒，上马三关归一十，补脾补肾掐横纹。五十推之加肸肘，威灵三次劝君看，阴阳二关须详审，走气天门数次攒。白痢推关兼补脾，各加五十拿揉脐，阴阳虎口仍揉肘，二十清肠取汗微，葱姜少用揉鱼尾，肚痛军姜贴肚皮。赤痢三关推一十，分阴退腑及天河，横纹五十皆相等，揉掌清肠鱼尾摩，半百各加姜水抹，黄连甘草起沉疴。痢兼赤白抹三关，阴阳八卦四横纹，龟尾大肠揉掌心，揉脐五十各相安，葱姜推罢忌生冷，起死回生力不难。痞痢推关补脾土，五节横纹二十连，退腑一百盐揉否，螺蛳艾叶及车前，细研敷向丹田上，白芨将同牛肉煎。热泻推肠退六腑，八卦横纹及掌心，揉脐五十同清肾，姜水推之立便轻。冷泻推关及大肠，运卦分明补肾乡，各加五十推姜水，走磨指节并脐旁，掌心数次同龟尾，此是先贤治泻方。伤寒潮热抹三关，六腑阴阳八卦看，清肾天河加五十，数次天门入虎钻，五指节当施五次，葱姜推罢立时安。泄泻天河捞明月，数番六腑五指节，螺蛳苤苴贴丹田，大泻大肠真妙诀，

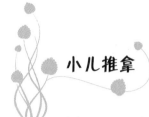

小便不通用蜜葱，作饼敷囊淋自泄，若将捣烂贴丹田，此法能通大便结。

——选自《小儿推拿全书》

三、卓溪家传秘诀

婴儿十指冷如冰，便是惊风体不安，十指梢头热似火，定是夹食又伤寒。以吾三指按儿额，感受风邪三指热，三指按兮三指冷，内伤饮食风邪感。一年之气二十四，开额天门亦此义。自古阴阳数有九，额上分推义无异。天庭逐掐至承浆，以掐代针行血气。伤寒推法上三关，脏热专推六腑间，六腑推三关应一，三关推十腑应三。推多应少为调燮，血气之中始不偏。啼哭声从肺里来，无声肺绝实哀哉，若因痰蔽声难出，此在医家出妙裁。病在膏肓不可攻，我知肺俞穴能通，不愁痰窒无声息，艾灸通神胜化工。百会由来在顶心，此中一穴管通身，扑前仰后歪斜痫，艾灸三九抵万金，腹痛难禁还泻血，亦将灸法此中寻。张口摇头并反折，速将艾灸鬼眼穴，更把脐中壮一灸，却是神仙最妙诀。肩井穴是大关津，掐此开通血气行，各处推完将此掐，不愁气血不周身。病在脾家食不进，重揉艮宫妙似圣，再加大指面旋推，脾若初伤推即应。头疼肚痛外劳宫，揉外劳宫即见功，疼痛医家何处识，眉头蹙蹙哭声雄。心经热盛作痴迷，天河引水上洪池，掌中水底捞明月，六腑生凉那怕痴。婴儿脏腑有寒风，试问医人何处攻，揉动外劳将指屈，此曰黄蜂入洞中。揉掐五指爪节时，有风惊吓必须知，若还人事难甦醒，精威二穴对拿之。胆经有病口作苦，只将妙法推脾土，口苦医人何处知，合口频频左右扭。大肠侧推到虎口，止泻止痢断根源，不从指面斜推入，任教骨碎与皮穿，揉脐兼要揉龟尾，更用推揉到涌泉。肾水小指与后溪，上为清之下补之，小便闭赤清之妙，肾虚便少补为宜。小儿初识月中啼，气滞盘肠不用疑，脐轮胸口宜灯火，木香用下不迟迟。白睛青色有肝风，鼻破生疮肺热攻，祛风却用祛风散，指头泻肺效相同。鼻准微黄紫庶几，奇红带燥热居脾，大指面将脾土泻，灶土煎汤却亦宜。太阳发汗来如雨，身弱兼揉太阴止，太阴发汗女儿家，太阳止汗单属女。眼翻即掐小天心，望上须将下陷平，若是双眸低看地，天心上掐即回睛。口眼相邀扯右边，肝风动极趁风牵，若还口眼频牵左，定是脾家动却痰，肾水居唇之上下，风来焉不作波澜，双眸原属肝家木，枝动因风理必然，右扯将儿左耳坠，左运撧回右耳边。三朝七日眼边黄，便是脐风肝受伤，急将灯火十三点，此是医仙第一方。效见推拿是病轻，重时莫道药无灵，疗惊定要元宵火，非火何能定得惊。若是推拿须下午，推拿切莫在侵晨，任君能火还能药，烧热常多退五更。叮咛寄语无他意，恐笑先生诀不真。

——选自《幼科铁镜》

四、各穴用法总歌

心经一掐外劳宫，三关之上慢从容。汗若不来揉二扇，黄蜂入洞有奇功。肝经有病人多痹，推补脾土病即除。八卦大肠应有用，飞金走气也相随。咳嗽痰涎呕吐时，一掐清肺次掐离。离宫推至乾宫止，二头重实中轻虚。饮食不进补脾土，人事瘦弱可为之，屈为补兮直为泄，妙中之妙有玄机。小水赤黄亦可清，但推肾水掐横纹，短少之时宜用补，赤热清之得安宁。大肠有病泄泻多，侧推大肠久按摩。分理阴阳皆顺息，补脾方得远沉疴。小肠有病气来攻，横纹板门推可通，用心记取精宁穴，管叫却病快如风。命门有病元气亏，脾土大肠八卦为，侧推三关真火足，天门扒肘免灾危。三焦有病生寒热，天河六腑神仙诀，能知取水解炎蒸，分别阴阳掐指节。膀胱有病作淋疴，补水八卦运天河，胆经有病口作苦，重推脾土莫蹉跎。肾经有病小便涩，推动肾水即清澈，肾脉经传小指侧，依方推掐无差忒。胃经有病食不消，脾土大肠八卦调，胃口凉时心作哕，板门温热始为高。心经有热发痴迷，天河水过作洪池，心若有病补上膈，三关离火莫推迟。肝经有病人闭目，推动脾土效即速，脾若热时食不进，再加六腑病除速。

——选自《幼科推拿秘书》

五、推拿三字经

徐谦光，奉萱堂，药无缘，推拿恙。自推手，辨诸恙，定真穴，画图章。上疗亲，下救郎，推求速，惟重良。独穴治，有良方，大三万，小三千，婴三百，加减良，分岁数，轻重当。从吾学，良验方，宜熟读，勿心慌。治急病，一穴良，大数万，立愈恙。幼婴者，加减量，治缓症，各穴量，虚冷补，热清当。大察脉，理宜详，浮沈者，表里恙；迟数者，冷热伤。辨内外，推无恙，虚与实，仔细详。字廿七，脉决讲，明四字，治诸恙。

小婴儿，看印堂，五色纹，细心详。色红者，心肺恙，俱热症，清则良，清何处？心肺当，退六腑，即去恙。色青者，肝风张，清则补，自无恙，平肝木，补肾脏。色黑者，风肾寒，揉二马，清补良，列缺穴，亦相当。色白者，肺有痰，揉二马，合阴阳，天河水，立愈恙。色黄者，脾胃伤，若泻肚，推大肠，一穴愈，来往忙。言五色，兼脾良，曲大指，补脾方，内推补，外泻详。大便闭，外泻良，泻大肠，立去恙，兼补脾，愈无恙。若腹疼，窝风良，数在万，立无恙。流清涕，风感伤，蜂入洞，鼻孔强，若洗皂，鼻两旁，向下推，和五脏，女不用，八卦良。若泻痢，推大肠，食指侧，上即上，来回推，数万良。牙疼者，骨髓伤，揉二马，补肾水，推二穴，数万良。治伤寒，拿列缺，出大汗，立无恙。受惊吓，拿此良；不醒事，亦此方。或感冒，急慢恙，非此穴，不能良。凡出汗，忌风扬，霍乱病，暑秋伤。若上吐，清胃良，大指根，震艮连，黄白皮，真穴详。凡吐者，俱此方，向外推，立愈恙。倘肚泻，仍大肠，吐并泻，板门良，揉数万，立愈恙，进饮食，亦称良。瘟疫者，肿脖项，上午重，六腑当；下午重，二马良。兼六腑，立消亡。分男女，左右手，男六腑，女三关，此二穴，俱属凉，男女逆，左右详。脱肛者，肺虚恙，补脾土，二马良，补肾水，推大肠，来回推，久去恙。或疹痘，肿脖项，仍照上，午别恙，诸疮肿，明此详。虚喘嗽，二马良，兼清肺，兼脾良。小便闭，清膀胱，补肾水，清小肠，食指侧，推大肠，尤来回，轻重当。倘生疮，辨阴阳，阳者补，阳清当，紫陷阴，红高阳，虚歉者，先补强。诸疮症，兼清良，疮初起，揉患上，左右旋，立消亡。胸膈闷，八卦详，男女逆，左右手，运八卦，离宫轻。痰壅喘，横纹上，左右揉，久去恙。治歉症，并痨伤，歉弱者，气血伤，辨此症，在衣裳，人着袷，伊着棉。亦咳嗽，名七伤，补要多，清少良，人穿袷，他穿单。名五痨，肾水伤，分何藏，清补良。在学者，细心详。眼翻者，上下僵，揉二马，捣天心。翻上者，捣下良；翻下者，捣上强，左捣右，右捣左。阳池穴，头痛良，风头痛，蜂入洞，左旋右，立无恙。天河水，口生疮，遍身热，多推良。中气风，男女逆，右六腑，男用良，左三关，女用强。独穴疗，数三万，多穴推，约三万，遵此法，无不良。遍身潮，分阴阳，拿列缺，汗出良。五经穴，肚胀良；水入土，不化谷；土入水，肝木旺。小腹寒，外劳宫，左右旋，久揉良。嘴唇裂，脾火伤；眼泡肿，脾胃恙，清补脾，俱去恙，向内补，向外清，来回推，清补双。天门口，顺气血，五指节，惊吓伤，不计次，揉必良。腹痞积，时摄良，一百日，即无恙。上有火，下有寒，外劳宫，下寒良，六腑穴，去火良，左三关，去寒恙，右六腑，亦去恙。虚补母，实泻子。曰五行，生克当，生我母，我生子，穴不误，治无恙。古推书，身手足，执治婴，无老方。皆气血，何两祥，数多寡，轻重当。吾载穴，不相商，老少女，无不当。遵古推，男女分，俱左手，男女同。余尝试，并去恙。凡学者，意会方，加减推，身歉肚，病新久，细思详，推应症，无苦恙。

——选自《推拿三字经》

六、推拿指掌肢体各穴歌

推到五经五指尖，开通脏腑便安然，运时左右分明记，补泻凭君妙转旋。五指尖头即十王，穴从指甲侧边量，小儿身热如何退，逐掐尤逾服药凉。掐指尖头救急惊，老龙穴是在无名，女原尚右男须左，掐要无声切莫鸣，端正当寻中指端，须从两侧细盘桓。掐从左侧能停泻，在侧当如定吐丸，四指中间四横纹，认明二节莫淆混，气和上下清烦热，一掐尤能止腹疼，小儿水泻有何虞，肚痛澎澎是土虚，重掐大肠经一节，侧推虎口用功夫。肝经有病目难开，宜把婴儿大指推，大指端为脾土穴，宜清宜补费心裁，脾经有病若忘餐，脾土推来病即安。神识昏迷人瘦弱，屈儿大指再推看。肺经欲绝哭无声，因感风寒咳嗽成，鼻塞不能痰上壅，无名指上细推寻，肾经有病溺全无，小指推来自不虞，脏腑一清除积热，畅行小便在须臾。大便如何久不能，只因六腑热重重。须将肾水揉根节，小横纹间用手功。胃经有病食难消，吐乳吞酸不易疗，脾土大肠推得速，小儿胸腹自通调，胆经有病口多苦，左右频频扭便知，此腑与肝相表里，宜推脾土莫迟迟。小肠有病溺多红，心火炎炎热下攻，若把板门推过后，横纹推去气疏通。板门专治气相攻，喘促能平快若风，大指认明鱼际上，揉时胀痛总消融。大肠有病久调和，饮食难消泄泻多，记取大中拈食指，用心运动与推摩，分别三关风气命，风寅气卯命为辰，任凭食指分三节，推去能疗内外因。掌心即是内劳宫，发汗揉之即见功，惟虑过揉心火盛，

266

除需发汗莫轻从。凉水如珠滴内劳，手扬七下火全消，此名水底捞明月，大热能平与大潮。八卦原来分内外，掌心掌背须辨清，三回九转除胸满，起自乾宫至兑停。命门有病本元亏，调理阴阳八卦推，九转功成水火济，推临乾位病无危。握拳四指后纹缝，此穴名之曰后溪，小便不能清泻妙，肾经虚弱补为宜。掌根穴是小天心，一掐偏能活众经，百病何悉无法治，管教顷刻即更生。眼翻宜掐小天心，望上须知下掐平，若是双眸低看地，天心上掐即回睛，掌后留心辨总经，掐之身热立时清，若能掐过天河水，火息风清抽搐平。认得总经在掌根，横纹之后穴斯存，合将手背时时按，暴卒惊风亡返魂，阴阳分作两地看，人事昏沉二便难，任尔腹疼红白痢，分来有法即平安。骨交原因两骨交，穴探掌后记须牢，大中两指相交接，急慢惊风总易疗，三焦有病多寒热，一气流行竟不行，悟到水多能制火，天河六腑共经营，心经有热半癫痴，水取天河切莫迟。补法必须疗上膈，三关离火共推之。六腑推来性主凉，婴儿发热瘈疭狂，曲池推至总经止，利便清心法最良。二扇门兮两穴同，务 中指两边空，掐来复以揉相继，左右歪斜即定风。二人上马从何觅，小指无名骨界间，性气沉和能补肾，神清气爽保元还。小儿腑脏有寒风，治法如何速见功，揉外劳宫将指屈，黄蜂入洞妙无穷，眉头频蹙哭声洪，知是头疼腹痛凶，疼痛医家何法止，轻揉百遍外功宫。甘载原从掌后揉，相离合谷才零三，捏时立救危亡疾，鬼祟能除若指南。穴寻掌背有精宁，一掐能教喘逆平，任尔多痰和痞积，再加揉法病除清。一厥而亡是急惊，苏醒有法掐威灵，化痰开窍犹作事，先辨无声与有声，穴名唤着一窝风，掌背于根尽处逢，先掐后揉相继续，即能开窍复祛风，穴曰阳池臂上逢，寻来却后一窝风，眼翻白色头疼痛，掐散风寒二便通。间使穴原分内外，阳池以后外居之，掐来专主温和性，吐泻转筋治莫迟。伤寒推法上三关，脏热专推六腑间，六腑推三关应一，三关推十腑推三。男左三关推发汗，退回六腑便为寒。女推六腑前为冷，后推三关作热看，月斗肘先将运法施，纯凭左手右相持，频摇儿指能消痞，摆尾苍龙意在斯。小儿肩井大关津，按此能教气血行，各处推完将此按，任他呕吐立时停。胁分左右掌心摩，往复胸旁若织梭，须记数符八十一，何愁食滞与痰多，奶旁即是乳头旁，呕逆痰多气上呛，大指按来分左右，宜轻宜重别温凉，神厥分明是肚脐，掌心轻按软如泥，专疗便结腹疼痛，左右推揉各法齐，小儿脐下有丹田，气壮声洪百病捐，若是澎澎觇腹大，搓摩百次到胸前。穴称肚角在脐旁，痛泻都缘乳食伤，善把掌心轻重按，止疼止泻是良方。膝上寻来有百虫，按摩此穴治惊风，小儿抽搐如何止，指屈推时屈若弓，膝后从何觅委中，湾时纹现穴相逢，向前跌扑神经乱，一掐居然血气通。穴名龟尾即臀尖，揉法全凭在转旋，不仅善疗红白痢，纵然泄泻亦安然，三阴交在内踝尖，血脉能通按在先，须记急惊从上起，慢惊由下上推前。涌泉穴在足之心，妙手轻揉力不禁，吐泻立时能制止，左旋右转孰知音，足跟有穴是昆仑，临灸全凭认穴真，急慢惊风须一截，半身不遂总回春。

——选自《推拿捷径》

七、推拿代药赋

前人忽略推拿，卓溪今来一赋。寒热温平，药之四性；推拿揉掐，性与药同。用推即是用药，不明何可乱推。推上三关，代却麻黄肉桂；退下六腑，替来滑石羚羊。水底捞月，便是黄连犀角；天河引水，还同芩柏连翘。大指脾面旋推，味同人参白术，泻之则为灶土石膏；大肠侧推虎口，何殊诃子炮姜，反之则为大黄枳实。涌泉右转不揉，朴硝何异；一推一揉右转，参术无差。食指为肺，功并桑皮桔梗；旋推止嗽，效争五味冬花。精威拿紧，忌羡牛黄贝母；肺俞重揉，漫夸半夏南星。黄蜂入洞，超出防风羌活；捧耳摇头，远过生地木香。五指节上轮揉，乃祛风之苍术；足拿大敦鞋带，实定掣之勾藤。后溪推上，不减猪苓泽泻；小指补肾，焉差杜仲地黄。涌泉左揉，类夫砂仁藿叶；重揉手背，同乎白芍川芎。脐风灯火十三，恩符再造；定惊元宵十五，不啻仙丹。病知表里虚实，推合重证能生；不谙推拿揉掐，乱用便添一死。代药五十八言，自古无人道及，虽无格致之功，却亦透宗之赋。

——选自《幼科铁镜》

八、 推拿独穴抵汤头歌

分阴阳，为水火两治汤。推三关，为参附汤。退六腑，为清凉散。天河水，为安心丹。运八卦，为调中益气汤。内劳宫，为高丽清心丸。补脾土，为六君子汤。揉板门，为阴阳霍乱汤。清胃穴，为定胃汤。平肝，为逍遥散。泻大肠，为承气汤。清补大肠，为五苓散。清补心，为天王初心丹。清肺，为养肺救燥汤。补肾水，为六味地黄丸。清小肠，为寻赤散。揉二马，为八味地黄丸。外劳宫，为逐寒返魂汤。拿列缺。为回生散。天门入虎口，为顺气丸。阳池穴，为四神丸。五经穴，为大圣散。四横纹，为顺气和中汤。后溪穴，为人参利肠丸。男左六腑，为八味顺气散。女三关，为苏金香丸。

——选自《推拿三字经》

九、 推拿代药骈言

推拿纯凭手法，施治须察病情。宜按宜摩，寓有寒热温平之妙。或揉或运，同一攻补汗下之功。推上三关，温能发表。退下六腑，凉为除烦。推五经则补泻兼。施运八卦，则水火即济，开气机以防气闭。丹凤摇头，止寒嗽而涤寒痰。黄蜂入洞，术施神阙，宛然导滞温脾。水取天河，不亚清心凉膈。往来寒热，分阴阳则汤代柴胡，运脾土则功逾术附。飞经走气，重在流通。按弦搓摩，何愁结滞。主持温性，传双凤展翅之神。驱逐寒邪，作二龙戏珠之势。急惊者，肝风暴动，掐揉合谷，自无痰壅气促之虞；慢惊者，脾土延虚，推运昆化，致免肢冷腹疼之苦。虽牙关紧闭，推横纹便气血宣通。纵人事昏沉，掐指节而神情活泼。宜左宜右，能重能轻，举手之劳，可回春于顷刻。得心之处，调气息于临时，与其用药有偏，或益此而损彼，何如按经施术，俾兼顾而并筹，即无虑肌肉筋骨之伤，便可免针灸刀圭之险。可以平厥逆，定抽搐，原凭手上工夫。非惟止吐，醒昏迷，不费囊中药石。运土入水，而泄泻止，运水入土，而痢疾瘳。一掐一揉，自成妙诀。百发百中，尤胜仙丹。莫谓不抵千金，视为小道。果尔能参三昧，定是知音。

——选自《推拿捷径》

参考文献

〔1〕 马玉书.推拿捷径 [M].上海：上海美文印刷所，1930.

〔2〕 张振鋆.厘正按摩要术 [M].北京：人民卫生出版社，1955.

〔3〕 熊应雄.小儿推拿广意 [M].北京：人民卫生出版社，1956.

〔4〕 骆如龙.幼科推拿秘书 [M].上海：上海科学技术出版社，1957.

〔5〕 夏禹铸.幼科铁镜 [M].上海：上海科学技术出版社，1958.

〔6〕 龚云林.小儿推拿方脉活婴秘旨全书 [M].南京：江苏人民出版社，1958.

〔7〕 杨继洲.针灸大成 [M].北京：人民卫生出版社，1963.

〔8〕 刘明军，王金贵.小儿推拿学 [M].北京：中国中医药出版社，2012.

〔9〕 吕明.小儿推拿学 [M].上海：上海科学技术出版社，2013.

〔10〕李先晓，王鹂.李德修三字经派小儿推拿 [M].青岛：青岛出版社，2013.

〔11〕查炜.图解儿童按摩＋扶触 [M].南京：江苏科学技术出版社，2014.

〔12〕周于蕃.小儿推拿秘诀 [M].北京：中国中医药出版社，2015